Karoline Heyne

Sexualität

Hintergrundwissen, Materialien und Methoden für die schulische Praxis

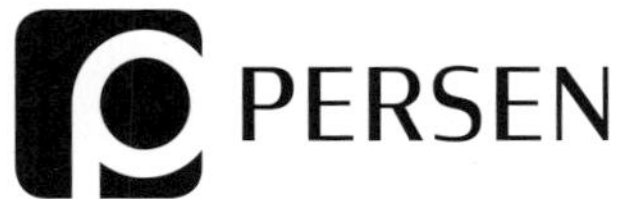

Die Autorin

Karoline Heyne arbeitet seit 2016 selbstständig als freie Referentin für Sexuelle Bildung und Sexualpädagogik. Ihre hauptsächlichen Tätigkeitsfelder sind dabei Fort- und Weiterbildungen für Fachkräfte der Kinder- und Jugendhilfe und Lehrkräfte aller Schulformen, die Begleitung von Einrichtungen und Teams bei Fragen der pädagogischen Praxis und in der Erstellung von sexualpädagogischen Konzepten sowie sexualpädagogische Veranstaltungen mit Schulklassen und unterschiedlichen Gruppen.
Sie hat soziale Arbeit und Sozialpädagogik studiert, in der Schwangeren- und Sexualberatung gearbeitet und in diesem Zusammenhang bereits im Bereich Sexuelle Bildung in Schulen, Einrichtungen der Jugend- und Behindertenhilfe sowie im Fortbildungsbereich. Sie ist systemische Beraterin und studiert den Master angewandte Sexualwissenschaft an der Hochschule Merseburg. Ihr Hauptinteresse besteht darin, Sexualität besprechbar zu machen und dafür immer wieder kreative Lösungen zu finden.

Die Illustratorin

Stefanie Beulshausen arbeitet seit 2019 in der Jugendhilfe im Bereich Schulbegleitung mit psychisch beeinträchtigten Jugendlichen. Freiberuflich ist sie kunstpädagogisch und illustratorisch tätig. Hauptsächlich interessieren sie bildungsorientierte, kreative Projekte, die ihre Ideen und Inhalte an ein möglichst breites und inklusives Publikum vermitteln wollen.
Sie studierte Kunsttherapie/-pädagogik an der Hochschule für Künste im Sozialen in Ottersberg. Bereits während ihres Studiums arbeitete sie in der Behindertenhilfe. Diesen Weg beschritt sie 13 Jahre lang. Parallel zu ihrer hauptberuflichen Laufbahn partizipiert sie nach wie vor freiberuflich und als Privatperson mit anderen Menschen, beinahe aller Altersgruppen an verschiedenen Projekten, die hauptsächlich im künstlerisch-kreativen und kunstpädagogischen Bereich angesiedelt sind. Sie liebt Struktur, Vielseitigkeit und Offenheit.

Gedruckt auf umweltbewusst gefertigtem, chlorfrei gebleichtem und alterungsbeständigem Papier.

1. Auflage 2020

Grafik: Stefanie Beulshausen
Satz: L101 Mediengestaltung, Fürstenwalde

ISBN: 978-3-403-20179-3

www.persen.de

Vorwort

Liebe Lehrende,

diese Materialien zum Thema „Sexualität im (Biologie-)Unterricht" sind aus den Erfahrungen in Fortbildungen mit Lehrkräften und meiner schulischen Praxis als Sexualpädagogin entstanden.
Sie greifen Themen auf, die in diesen Veranstaltungen immer wieder auftauchen.

Sexualität ist sicher eines der speziellsten Themen unserer Gesellschaft: Es ist intim, wird politisch und gesellschaftlich kontrovers diskutiert, ist mit Scham behaftet, häufig ambivalent, Teil unserer Identität und oft schwer in Worte zu fassen.
Obwohl im Lehrplan verankert, löst das Thema deswegen immer wieder viel Unsicherheit aus. In den Fortbildungen gibt es meist eine ganze Reihe von Wünschen und Erwartungen, was die teilnehmenden Lehrkräfte sich für den sichereren Umgang mit dem Thema Sexualität in ihrem Unterricht erhoffen. Dabei beschäftigen sie immer wieder Fragen wie:
Ist das überhaupt meine Aufgabe? Wie viel kann, muss und darf ich sagen? Was tun, wenn Eltern sich gegen das Thema stellen? Was kann ich tun, wenn es albern oder peinlich wird? Wie kann ich mit meinen eigenen Grenzen umgehen? Wie kann ich den Unterricht über die „hard facts" hinaus anschaulich, verständlich und sinnlich erfahrbar gestalten?

Die Materialien in diesem Band sind von diesen Fragen motiviert und daran orientiert. Sie betrachten einerseits, was Lehrerinnen und Lehrer umtreibt, wenn es um das Thema Sexualität im Unterricht geht. Was hemmt und was ermöglicht den Umgang mit Sexualität im Unterricht?
Andererseits greifen die Materialien auf, was Kinder und Jugendliche beschäftigt. Welche Themen stehen an und wie wandeln sich diese? Was kommt in sexualpädagogischen Veranstaltungen immer wieder auf?
Sexuelle Bildung und Sexualerziehung sehe ich nicht als Vermeidung oder Unterdrückung von etwas, das als bedrohlich oder schlecht wahrgenommen wird, sondern als Möglichkeit der Begleitung, sich in diesem großen Feld zu orientieren. Sie kann wesentliche Unterstützung sein bei der Gestaltung positiver Beziehungen, bei der Entwicklung eines Zugangs zu Gefühlen und Bedürfnissen, als Hilfe dabei, „Nein", aber eben auch „Ja" sagen zu können. Kinder und Jugendliche haben ein Recht auf Erwachsene, die ihre Erfahrungen liebevoll und respektvoll begleiten und Antworten auf ihre Fragen geben.

Sie als Lehrerinnen und Lehrer sind dabei wichtige Lernvorbilder und Bezugspersonen. Diese Materialien möchten Sie anregen und Sie bei der Aufgabe unterstützen, Kinder und Jugendliche jeden Tag aufs Neue in ihren verschiedensten Anliegen zu begleiten.
Das Buch geht der Frage nach, wie schulische Sexualerziehung einen Beitrag dazu leisten kann, Kinder und Jugendliche in ihrem Recht auf Bildung und sexuelle Selbstbestimmung zu stärken.

Hinweise zur Sprache im Buch

In jeder Schulklasse sitzen mit großer Wahrscheinlichkeit Kinder und Jugendliche, die sich schwer tun mit der Einordnung in das, was für die Rolle als Junge oder Mädchen vorgegeben wird, oder die nicht heterosexuell lieben. Vielleicht ist in Ihrer Klasse auch ein Kind, das intergeschlechtlich ist, vielleicht auch ohne, dass es das weiß, oder ein Kind mit einer Transidentität.
Dies sollten Sie im Hinterkopf haben. Denn je sensibler Sie Ihre Sprache dahingehend wählen, je mehr Sie anbieten, umso mehr wird es für alle Kinder und Jugendliche möglich sein, sich gesehen zu fühlen, sich mit dem Thema zu identifizieren und sich zu öffnen. Eine nicht normierende Sprache kann dafür ebenfalls sehr hilfreich sein. Das heißt, es macht einen Unterschied, ob beispielsweise gesagt wird „Für viele Kinder und Jugendliche ist die Pubertät eine verrückte und anstrengende Zeit, in der der ganze Körper und auch unsere Gefühle sich sehr verändern" statt „Mädchen werden in der Pubertät zickig".

Diese Sprache würde Geschlechtern Eigenschaften zuschreiben und dazu führen, dass ein Kind sich nicht in seiner Lebenswirklichkeit angesprochen fühlt und sich falsch fühlt. Zudem kann diese Zuschreibung das Selbstbild von Mädchen prägen: Ich als Mädchen bin eben zickig.

Denn Jungen und Mädchen machen besonders zum Thema Sexualität sehr unterschiedliche Erfahrungen in unserer Welt. Es kann für sie deswegen sehr hilfreich sein, wenn die Sprache dahingehend sensibel ist. Wenn in der Klasse z. B. über das Thema Pubertät gesprochen wird, leben Jungen und Mädchen doch oft in sehr unterschiedlichen Welten. Für Mädchen kann z. B. der Beginn des Brustwachstums eine Zeit sein, in der sie sehr stark merken, dass ihre Lebensrealität sich ändert. Mädchen werden dann oft als älter wahrgenommen und müssen sich eher mit Sexualisierungen, Sprüchen und Bemerkungen auseinandersetzen. Dieser Aspekt der Pubertät ist für die meisten Jungen eher weniger Teil ihrer Realität. An sie wird eher die Anforderung gestellt, sich zu überbieten, eigene Grenzen zu übergehen, und sie lernen, andere Personen und Körper zu kommentieren und zu bewerten. Dieses Beispiel zeigt, dass es durchaus sinnvoll ist, Mädchen und Jungen, Schülerinnen und Schüler dezidiert anzusprechen. Das führt zu Sichtbarkeit von Bedürfnissen, fördert den Austausch untereinander und die Sprachfähigkeit in diesem Thema.

Ich spreche in diesem Band von „Sexueller Bildung“ und schreibe das Wort als feststehenden Begriff groß. Sexuelle Bildung bedeutet, Sexualität als Teil der Persönlichkeit eines Menschen zu verstehen, als Teil der Idee von sich selbst, seiner Kommunikation und seines Selbstausdrucks. Und es bedeutet, sexuelles Lernen als lebenslangen Prozess zu begreifen. Es ist nicht nur eine Wissensvermittlung an Kinder und Jugendliche, sondern ein gegenseitiger Prozess und eine Lernaufgabe, die alle Menschen lebenslang betrifft. Viele Erwachsene z. B. lernen durch das Internet völlig neue Wege der intimen Kommunikation und Informationsgewinnung kennen, die die eigene Sexualität verändert. Sexuelles Lernen, also sexuelle Sozialisation, ist ein interaktiver Prozess, in dem wir Wissen, Informationen und Erfahrungen aufnehmen, verarbeiten und integrieren. Sexualpädagogik, Sexualerziehung oder Aufklärung sind in dieser Definition Teile oder Momente in diesem Prozess des lebenslangen sexuellen Lernens. Sexualpädagogik als Teil von Sexueller Bildung versteht sich heute in ihren Grundsätzen als orientiert an Selbstbestimmungsrechten, respektvoll und sensibel für Grenzen, an den Themen und Fragen der jeweiligen Adressatinnen und Adressaten ausgerichtet.

In den Materialien werden Fragen und Aussagen von Kindern, Jugendlichen und Teilnehmenden aus Fortbildungen im Original zitiert, um Aussagen und Inhalte zu illustrieren. Die Rechtschreibung der Fragen der Schülerinnen und Schüler wurde dabei angepasst. Die Zitate selbst sind inhaltlich unverändert, teilweise können sich darin als abwertend wahrnehmbare Begriffe oder Ausdrucksweisen finden, die zur Veranschaulichung und für die Realitätsnähe erhalten geblieben sind, um die Lebens- und Ausdruckswelt der Kinder und Jugendlichen in der richtigen Form wiederzugeben.

1 Sexuelle Bildung in der Schule – was, wer, wie und warum?

1.1 Sexualität ist – ganz nebenbei – ein großes Lernthema in der Schule

Was bedeutet Sexbombe?
Wie weiß ich, dass ich jemanden richtig doll mag?
Wie erkennt man, dass man beim Sex ausgenutzt wird?
Wie soll man es sich sagen, dass man verliebt ist?
Wieso sind Jungen manchmal so fies zu Mädchen?
Was ist eine sexuelle Belästigung?
Was bedeutet Pubertät für die Mädchen?
Muss man Sex haben, auch wenn man keine Kinder will?

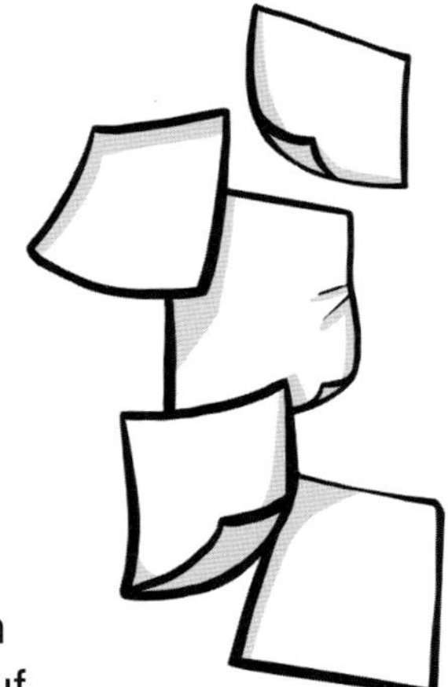

Diese Fragen haben Kinder der 5.–7. Klassen im Vorfeld von sexualpädagogischen Veranstaltungen in einen anonymen „Briefkasten" gesteckt. Sie zeigen, wie genau Kinder ihre (erwachsene) Umgebung beobachten und wie viele Fragen sie mit sich herumtragen. Sie sind ständig damit beschäftigt, sich einen Reim auf die Welt zu machen, sich zu orientieren und zu lernen, auch und mit besonders wachen Sinnen zum Thema Sexualität.

Welche Rolle spielt die Schule in diesem sexuellen Lernprozess?

Sexualität ist überall präsent, wo Menschen zusammenkommen, in Form von Projektionen, Orientierung durch Lernen an Vorbildern usw.
Frei nach Paul Watzlawick: *Wir können nicht nicht sexualerziehen.* Auch wenn wir nie explizit über das Thema sprechen, kommunizieren wir ständig, und zwar in der Art wie wir uns kleiden, wie wir uns als Mann und Frau geben, wie wir mit Kolleginnen und Kollegen sprechen, worüber wir Witze und Bemerkungen machen.
Das gilt insbesondere auch für die Schule und für Ihre Rolle als Lehrkraft. Sie und auch das System Schule sexualerziehen also jeden Tag, ob sie das auf dem Schirm haben oder nicht. Sexualität ist dabei weit mehr als ein Thema für die geplanten Stunden im Biologieunterricht. Es ist vor allem immer ein Thema, das uns zunächst als Privatperson prägt und dessen verinnerlichte Werte, Normen und Haltungen und unbewusste Selbstverständlichkeiten auch unser Handeln als Fachkraft in der professionellen Rolle stark beeinflusst.
Kinder und Jugendliche, Schülerinnen und Schüler, verbringen viel Zeit in der Schule. Sie erleben Verliebtheiten, vielfältige Auseinandersetzung mit der Welt, mit Geschlechterrollen, Beziehungserfahrungen. Sie nehmen den Umgang mit Jungen und Mädchen wahr, erleben Gerechtigkeiten und Ungerechtigkeiten, sie erleben sensibles und weniger sensibles Umgehen mit ihren Grenzen, die Reaktionen auf ihren sich verändernden Körper. Sie lernen täglich viel über das Thema, auch ohne dass es explizit thematisiert wird: Wie wird mit Jungen und Mädchen umgegangen? Wer wird für welches Verhalten wie gemaßregelt? Wie wird in Schulbüchern z. B. über das erste Mal oder Geschlechtsorgane geschrieben? Wie reagieren Lehrerinnen und Lehrer auf Situationen? Wie wird auf Übergriffe, Sprüche und Beleidigungen reagiert?
Häufig erleben Kinder und Jugendliche beispielsweise, dass übergriffiges Verhalten von Jungen mit ihrer mangelnden Fähigkeit erklärt wird, ihre Gefühle auf adäquaterem Weg auszudrücken: „Das machen die Jungs nur, weil sie dich mögen und es nicht besser ausdrücken können." Damit bleiben beide Seiten in ihrer Klemme: Der übergriffigen Person wird nicht geholfen zu lernen, sich anders zu verhalten. Und die Person, die sich in ihren Grenzen verletzt fühlt, lernt nicht, dass ihr Empfinden berechtigt ist.

Eine nicht normierende Idee wäre hier, den Menschen zu bestärken, der sich übergriffig behandelt fühlt, und den anderen darin zu unterstützen, andere Wege zu finden, als grob oder beleidigend zu handeln. All dies sind Lernerfahrungen, die Kinder und Jugendliche, Mädchen und Jungen prägen.

Diese Materialien richten sich deswegen sowohl an Kinder als auch an Jugendliche. Dabei unterscheiden sich die Bedürfnisse von Kindern und Jugendlichen an Sexuelle Bildung allerdings wesentlich. Kinder sind von Anfang an Wesen, die ihre Umgebung mit allen Sinnen wahrnehmen und die neugierig sind. Sie sind neugierig auf ihre Welt, ihren Körper, die Menschen, mit denen sie zusammenleben. Sie sind mit angenehmen und unangenehmen Gefühlen, mit der Frage nach ihrer Herkunft, dem Wunsch nach Nähe, Geborgenheit und Lust beschäftigt und vertraut. Für die Auseinandersetzung mit Sexualität benötigen sie deshalb einen sicheren und spielerischen Zugang der Spaß macht und sinnlich kreativ ist. Es braucht Raum, das Thema spannend und aufregend zu finden, für die Lust daran, albern zu sein, zu malen, Spaß zu haben, Fragen zu stellen. Kinder brauchen Erwachsene, die sie in ihren Erfahrungen ernst nehmen. Sie brauchen Unterstützung und Begleitung beim Verstehen und Einordnen von Erlebnissen, als Hilfe bei der Benennung von Empfindungen, Eindrücken und Gefühlen.
Spätestens ab der 7. Klasse, aber vereinzelt auch schon vorher, wandeln sich die Bedürfnisse und die Stimmung sehr stark. Pubertät, körperliche Veränderungen, Normierungen und Scham machen verletzlich und lassen die kindliche Unbefangenheit oft einer größeren Reserviertheit weichen. Ab der 7. Klasse sitzen junge Leute mit Lebenserfahrung in den Klassen, die genauso ihren Raum haben sollte. Im Vergleich zu Kindern brauchen Jugendliche Erwachsene, die sie in ihrer Aufgabe, die Veränderungen zu integrieren und erwachsene Leute zu werden, ansprechen, sie aber auch in ihren steigenden Fähigkeiten ernst nehmen. Dazu gehört, ihnen Verantwortung zuzutrauen und ihnen weitere verwendbare Informationen für ihr Leben und ihre Themen zu geben, ohne zu beschämen und einzuengen.

Es geht im schulischen Kontext also darum, sich dessen bewusst zu werden und eine Haltung zu entwickeln. Eine reflektierte und positive Haltung zu kindlicher und jugendlicher Sexualität ist offen für deren Fragen und Themen. Sie ermutigt, die eigenen Grenzen ernst zu nehmen und auszudrücken und Unterschiede im Empfinden zuzulassen. Sie vermittelt Werte und eine Sprache, um Gefühle und Empfindungen auszudrücken.
Besonders wichtig ist dies beim Blick auf das Thema Schutz vor sexualisierter Gewalt. Je sensibler ein Umfeld ist und je bewusster der Umgang mit Sexualität ist, umso unwahrscheinlicher ist es, dass missbräuchliches und übergriffiges Verhalten einfach nebenbei passiert oder dass solches Verhalten aufgrund von bestimmten Vorstellungen von Sexualität oder dem Umgang miteinander gar nicht als das gesehen wird, was es eigentlich ist. Außerdem ist in einem aufgeklärten und bewussten Umfeld die Wahrscheinlichkeit höher, dass Kinder und Jugendliche sich mitteilen, wenn sie Hilfe brauchen. Der folgende Blick auf die eigenen Bilder von Sexualität, Werten und Normen ist deswegen umso wichtiger.

1.2 Sexualität – der eigene „Koffer“

Was sich neckt, das liebt sich.
Appetit kann man sich holen, aber gegessen wird zu Hause.
Liebe macht blind.
Ein Mann, ein Wort. Eine Frau, ein Wörterbuch.
Frauen sind da, um geliebt, nicht um verstanden zu werden.

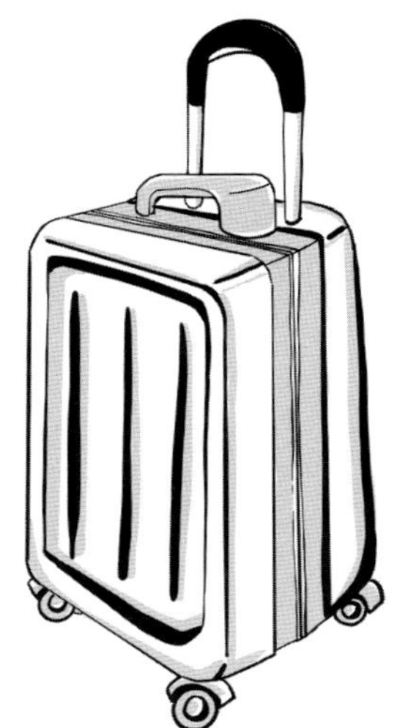

Es gibt eine Vielzahl an solchen Zitaten, die Wissen und Einstellungen über Beziehung, Sexualität, Liebe, die Rollen von Frauen und Männern in unserer Gesellschaft abbilden. Wir alle wachsen von Anfang an mit diesen Informationen auf und sammeln sie als unbewusstes Wissen in uns an. Dazu gehören Sprichwörter und Witze genauso wie bestimmte Traditionen und Selbstverständlichkeiten, die uns gar nicht auffallen oder seltsam vorkommen, weil sie für uns schon immer so waren. Eines dieser gelernten Dinge ist, dass sich über Sexualität scheinbar nicht leicht sprechen lässt. Und wenn wir es versuchen, mit welchen Worten machen wir es und mit welcher Sprache? Die meisten Erwachsenen spüren diese Sprachlosigkeit oder sprachliche Unsicherheit, wenn sie mit (kindlichen) Fragen zu Sexualität konfrontiert sind. Oft fällt es nicht leicht, in solchen Situationen eine passende Antwort oder Reaktion parat zu haben. In der beruflichen Rolle bleibt diese Sprachlosigkeit verständlicherweise oft bestehen. Besonders Berufsgruppen, die im Rahmen ihrer Tätigkeit Antworten geben sollen, fragen sich dann: Wie gehe ich mit dem Thema Sexualität und meinen Grenzen angemessen um? Was tun, wenn es peinlich wird oder mir private Fragen gestellt werden? Wie viel darf ich da überhaupt sagen, ohne „zu viel“ zu sagen?
Dass diese Fragen aufkommen, ist sehr verständlich. Sexualität ist ein Thema, das besonders eng mit der eigenen Biografie und der eigenen Persönlichkeit verknüpft ist.

Es ist so, als gäbe es einen Koffer, den wir unser ganzes Leben mit uns herumtragen und der sich im Laufe des Lebens mit Wissen, Normen, Regeln, Selbstverständlichkeiten und Gewohnheiten füllt, die uns oft nicht bewusst sind. Meistens fällt uns dieser Koffer gar nicht auf, aber er prägt unser Miteinander und unsere Werte, Grenzen und Tabus. Dabei sammeln wir nicht nur Dinge in den Koffer, die uns in Aufklärungsgesprächen erzählt werden oder offiziell in Büchern stehen. Wir sammeln auch unbewusst Vermitteltes: Muss ein Kind immer allen die Hand geben oder darf es das selbst gestalten? Wie werden Körpergrenzen respektiert? Wie wird ein Kind von wem getröstet? Wie reagiert das Umfeld auf kindliche Neugier und Körpererkundungen? Was lernen Kinder darüber, was ein „Junge“ und was ein „Mädchen“ sein soll? Was wird erzählt über Beziehung, Eifersucht, das erste Mal? Wie lange ist Eifersucht „niedlich“? Wem wird was über Verhütung beigebracht? Wird in meiner Gesellschaft der betroffenen Person eine Mitschuld an sexuellen Übergriffen gegeben? … All diese bewusst und unbewusst aufgenommenen Informationen prägen unser Bild davon, wie Sexualität in unserer Gesellschaft eingeordnet wird und gehört zu unserer Orientierung in der Welt und zu unseren Gewohnheiten.
Oft spüren wir erst in der Begegnung oder Konfrontation mit Meinungen, Haltungen oder Ausdrücken, die den eigenen Werten entgegenlaufen, dass wir so einen Koffer voller Erfahrungen haben, der uns prägt. Vielleicht gibt es Situationen, in denen ein Kollege einen Witz macht oder eine Schülerin eine Frage zum Thema Sexualität stellt und in Ihnen regen sich diesbezüglich bestimmte Gefühle: Abwehr, Unsicherheit, Scham, Sprachlosigkeit o. Ä.

Der eigene Koffer prägt uns vor allem als Privatperson. Aber er wirkt auch auf uns als Fachkraft in der professionellen Rolle. In der Schule, in der Rolle als Lehrkraft, gilt es nun, dem Recht von Kindern und Jugendlichen auf Informationen und Antworten zum Thema nachzukommen. Aber dabei ist es wichtig, sich des eigenen Koffers bewusst zu sein. Wo liegen meine Befindlichkeiten? Was regt mich auf, was stößt mich ab? Womit kann ich gut umgehen, wovon fühle ich mich provoziert oder überfordert? So macht es beispielsweise einen Unterschied, auf die Frage eines Schülers der 6. Klasse, „Warum stehen

manche darauf, einen Schwanz in den Mund zu nehmen?“, nicht abwertend zu reagieren, sondern grundsätzlich den Informationsbedarf hinter der Frage ernst zu nehmen. Gleichzeitig ist es aber auch wichtig, reflektiert zu haben, welche Inhalte des eigenen Koffers vielleicht mit der Frage kollidieren können und damit authentisch umzugehen.
Das kann z. B. bedeuten, auf die Frage wertschätzend, aber einordnend zu reagieren: „Deine Frage ist interessant und ich würde dir auch gerne eine Antwort geben. Aber mir persönlich würde es leichter fallen, wenn du die Frage nochmal anders formulierst. Dieses Wort was du da gewählt hast, empfinde ich persönlich unangenehm.“ Oder: „Leider weiß ich das selbst nicht / kann ich dir diese Frage nicht beantworten. Das ist aber eine interessante Frage! Vielleicht organisieren wir ja mal einen Projekttag zu dem Thema, wenn euch das interessiert?“
Durch ein solches Vorgehen können Kinder und Jugendliche erleben, dass sie in ihren Fragen und all dem, was sie tagtäglich in einer sehr vielfältigen Welt erleben, ernst genommen werden und dass Sie als Fachkraft authentisch und klar reagieren, aber auch Grenzen setzen können, ohne abzuwerten.
So wird ein Baustein geschaffen, den Kinder und Jugendliche in ihren eigenen sexuellen Koffer sammeln können, nämlich: Über Sexualität lässt sich reden. Und Grenzen können transparent und authentisch thematisiert werden.

Was steckt im eigenen Koffer? – Fragen an sich selbst

Bis hierhin wurde schon an mehreren Stellen deutlich, wie sehr das Thema Sexualität mit der eigenen Biografie verknüpft ist. Gelingende, sensible und bestärkende Begleitung in sexuellen Themen ist dementsprechend auch abhängig von Ihrer Haltung als (durchführende) Lehrkraft.
Es ist deswegen sinnvoll zu schauen, mit welcher Motivation und welcher Haltung Sie selbst an das Thema herangehen. Im Vorfeld der Arbeit mit einer Klasse bietet es sich an, verschiedene Bereiche Ihres eigenen Wertesystems zu prüfen und sich dabei zu fragen, über welche Themen Sie sich gut vorstellen können zu sprechen und über welche nicht, welche Wörter Ihnen schwer über die Lippen kommen und wo Sie sich sicher fühlen, welche Übungen Sie lieber nicht mit der Klasse machen wollen, bei welchen Themen Sie bestimmte Meinungen oder Äußerungen nur schwer ertragen und aushalten könnten und eigene Unbehaglichkeiten spürbar werden.

Vielleicht haben Sie die Gelegenheit, sich im Verlauf Ihrer Vorbereitungen folgende Fragen anzuschauen und vielleicht stolpern Sie dabei über Aspekte Ihres eigenen Koffers, die sich auf Ihre Herangehensweise, Ihre eigene professionelle Rolle auswirken:
- Was wäre das Peinlichste, das Ihnen im Sexualkundeunterricht passieren könnte?
- Was sind Befürchtungen, wenn Sie daran denken, mit einer Klasse über Sexualität zu sprechen?
- Was hätten Sie sich für Ihre eigene Sexualaufklärung als Kind oder jugendlicher Mensch gewünscht? Was war daran hilfreich? Was hat Ihnen gefehlt?
- Wer waren Vorbilder für Sie, was den Umgang mit Sexualität und das Reden darüber betrifft?
- Wenn Sie heute ein Kind/Jugendlicher Ihrer eigenen Klasse wären, was würden Sie sich von diesem Unterricht besonders wünschen?
- Was sind Ihrer Meinung nach Vorteile und was sind Nachteile daran, in der heutigen Zeit jugendlich zu sein?
- Über welche Themen würden Sie gern mit der Klasse sprechen?
- Welche Themen regen Sie auf oder machen Sie unsicher?
- Mit wem sprechen Sie als erwachsene Person gern über Sexualität?
- Über was sprechen Sie gern und leicht?
- Worüber nicht?

1.3 Die Kinder haben die Welt nicht gemacht

Kinder und Jugendliche haben die Welt, in der sie aufwachsen, nicht gemacht. Sie sind konfrontiert mit einer Welt, die die Erwachsenen gestalten. Sie erleben ihre Eltern und Bezugspersonen in der Gestaltung ihrer eigenen Beziehungen und Konflikte. Sie erleben aber auch das Verhalten von Erwachsenen in medialen Darstellungen, in Werbung, Fernsehen und dem Internet. Darin werden Bilder von Männern, Frauen, Attraktivität, Sexualität und Beziehung tausendfach bedient und kommuniziert.
Kinder spüren schnell, dass das Thema Sexualität ein wichtiges und besonderes zu sein scheint. Sie müssen sich in dieser Welt und ihren vielen, oft widersprüchlichen oder verwirrenden Darstellungen orientieren. Dabei suchen sie nach Vorbildern und Orientierung: Wie machen das die Erwachsenen? Und warum ist das so? Kinder und Jugendliche brauchen deswegen Erwachsene, die mit ihnen sprechen und Antworten auf ihre Fragen geben. Oft ist das gar nicht leicht, weil Kinderfragen auch offenbaren können, dass die Erwachsenen Doppelbotschaften senden: „Das Wort ‚Scheiße‘ sagt man nicht!“, aber irgendwie sagen es alle. „Pornografie ist nur was für Erwachsene, aber eigentlich verboten und nichts Gutes!“
Kinder spüren, dass das Thema einerseits überall ist und die Erwachsenen andererseits nicht souverän mit ihnen darüber sprechen.
„Mit so einer kurzen Hose gehst du nicht vor die Tür!“, aber gerade Mädchen sind von Anfang an mit dem Gebot der Sexyness und der Sichtbarkeit konfrontiert und müssen sich irgendwie dazu verhalten.
Es wäre nicht gerecht, in all diesen Beispielen Kinder und Jugendliche dafür zu beschämen, dass sie sich in der Erwachsenenwelt zu orientieren versuchen und sich mit Vorgaben und Darstellungen auseinandersetzen.

Die Auseinandersetzung mit Kinderfragen oder mit jugendlichem Verhalten, besonders im Themenbereich Sexualität, konfrontiert uns Erwachsene oft als Erstes mit den eigenen Sprachlosigkeiten und mit Verhaltensgewohnheiten. Aber auch wenn das unbequem ist, haben Kinder das Recht auf Antworten über die Welt, in der sie sich orientieren wollen, und zwar ohne Beschämung. Es ist wichtig, Kinder und Jugendliche auch im schulischen Kontext in ihrer Orientierung zu begleiten und ihr Verhalten nicht abzuwehren. Denn dann blieben ihre Fragen unbeantwortet. Dabei müssen wir Erwachsene auch den Blick auf unbequeme Themen und Gesellschaftsbereiche lenken.

Sexualerziehung und Sexuelle Bildung sind keine Einbahnstraße. Sexualpädagogische Materialien stoßen auch in pädagogischen Fachkräften und Lehrkräften Fragen an. In fast jeder Fortbildung ist das deutlich zu spüren, wie sehr die Auseinandersetzung mit dem Thema auch immer zuerst die erwachsenen Teilnehmenden persönlich bewegt.

Die vorliegenden Materialien wollen Sie als Lehrerinnen und Lehrer dabei unterstützen, mit Anregungen zur methodischen Arbeit Themen aufzugreifen und mit Schülerinnen und Schülern besprechbar zu machen. Lassen Sie sich also anregen und seien Sie gespannt auf die eigenen Erkenntnisse und die Prozesse im Austausch mit den Schülerinnen und Schülern.

2 Sexualität als Thema im Unterricht – Voraussetzungen, Rahmen und Einstieg: Häufige Fragen von Lehrenden

Der Einstieg ist sicher das, was den meisten Menschen das größte Kopfzerbrechen macht. Kinder und Jugendliche spüren die Besonderheit des Themas. Dass über etwas geredet werden soll, über das für gewöhnlich nicht geredet wird. Es ist etwas Besonderes, vielleicht peinlich, wird aber sehr gespannt erwartet. Es ist ungewöhnlich und ungewohnt. Auch unter Erwachsenen ist das Reden über Sexuelles oft ungewohnt und ungeübt. Im Folgenden stehen daher einige häufige Fragen im Mittelpunkt, die in Fortbildungen mit Lehrkräften immer wieder aufkommen. Die gewählten Zitate und beschriebenen Beispiele entspringen ausschließlich der Erfahrung in sexualpädagogischen Veranstaltungen und Fortbildungen.

2.1 Muss ich mit meiner Klasse über Themen reden, die mir unangenehm sind?

Eine sehr häufige und nachvollziehbare Frage ist die nach den aufkommenden Themen in der Klasse: Muss ich diese Dinge besprechen, auch wenn sie mir unangenehm sind? Das eigene Empfinden ist hier immer eine gute Orientierung. Sie selbst kennen die Klasse am besten, mit der Sie das Thema bearbeiten wollen. Vielleicht macht die Arbeit mit der Klasse gerade Spaß und Sie können sich sehr gut vorstellen, Einheiten zu Sexualität durchzuführen. Aber vielleicht gibt es in der Klasse gerade Dynamiken, die es Ihnen schwer machen, zum Thema Sexualität ehrlich, offen oder entspannt und mit Neugier auf die Fragen der Kinder und Jugendlichen eingehen zu können. Es ist gut und wichtig, wenn Sie das so wahrnehmen. „Ich nicht!“ oder „Ich nicht zu diesem Thema!“ kann eine sehr souveräne Haltung sein. Sie sollten dann überlegen, ob Sie mit der Klasse nur ein bestimmtes Thema besprechen wollen oder nur einen Einstieg machen. Und vor allem stellt sich dann im Sinne der Informationsrechte der Schülerinnen und Schüler die Frage: Wer kann stattdessen Angebote zu Sexualität umsetzen?

Hier einige Tipps zu außerschulischen Angeboten:
- Beratungsstellen für Schwangerschaft
- Gesundheitsämter
- Vereine für sexuelle und geschlechtliche Vielfalt
- freie Sexualpädagoginnen und Sexualpädagogen

2.2 Was tun, wenn der Klasse oder mir das sehr peinlich ist?

In sexualpädagogischen Veranstaltungen oder Unterrichtseinheiten zum Thema Sexualität ist Scham ein wichtiges Gefühl und auch ein häufiges. Es ist ungewohnt, plötzlich Dinge zu benennen und auszusprechen, über die sonst nicht gesprochen wird, und dann auch noch im Kontext der ganzen Klasse und vielleicht mit einer Lehrerin oder einem Lehrer, die oder den man sonst nur aus anderen Kontexten kennt. Manche Kinder oder Jugendlichen kommen in solchen aufregenden Situationen schlecht aus ihrer üblichen Rolle innerhalb des Klassengefüges heraus und provozieren, obwohl sie das Thema eigentlich sehr interessieren würde, aber dieses Interesse nicht zeigen möchten, aus Angst vor Gesichtsverlust. Andere überbrücken die Spannung mit Albernheit. Das dieses Thema mehr Unruhe und Aufregung und auch mehr Albernheiten oder Lachen auslöst als andere Themen, ist vollkommen angemessen und normal. Es ist allerdings eher wahrscheinlich, dass eine Klasse sich unwohl fühlt und deswegen unruhig wird, wenn Schülerinnen und Schüler spüren, dass es keinen ausreichend sicheren Rahmen gibt: Können wir uns sicher fühlen, wenn wir zu dem Thema etwas sagen? Müssen wir befürchten, mehr von der Lehrkraft zu erfahren, als wir wollen? Muss ich befürchten, in dem, was ich von mir zeige, bewertet zu werden? Es ist völlig berechtigt, vor der Klasse ganz offen zu sagen, dass die Situation auch für Sie ungewohnt ist, aber Sie sich auch darauf freuen oder neugierig sind. Und dass Sie auch die Klasse

verstehen können, wenn Sie das erst mal merkwürdig findet. Erfahrungsgemäß ist es zentral und sehr hilfreich, den geeigneten Rahmen und auch den Einstieg gemeinsam mit der Klasse zu gestalten. So können die Wünsche und Bedürfnisse der Schülerinnen und Schüler direkt in die Vorbereitung einfließen: Wie wünscht ihr euch das? Was wünscht ihr euch auch von mir als Lehrkraft? Welches Thema möchtet ihr mit wem und in welcher Konstellation besprechen?
Auch Üben kann sehr helfen. Selbst mit viel Erfahrung im sexualpädagogischen Arbeiten kann es sein, dass Ihnen mal die Worte fehlen oder Sie an einer verständlichen Antwort zu einer komplizierten Frage feilen müssen. Das klingt vielleicht merkwürdig, aber versuchen Sie z. B. im Vorfeld, die Beschreibung der Geschlechtsorgane, einen Orgasmus oder die Frage „Was ist Sex?“ in eigenen Worten zu formulieren. Welche Dinge können Sie dabei gut in Worte fassen? Wo merken Sie Unsicherheiten? Welche Wörter empfinden Sie dabei als für Sie angemessen, welche nicht? So können Sie den Unterricht vorbereiten zu Dingen, die Sie gut besprechen können, und wissen im Vorfeld, wo es Ihnen „zu heiß“ werden könnte.

2.3 Wie reagiere ich auf respektlose, provokante oder private Fragen?

Hatten Sie schon Sex?
Wie finden Sie das Thema?
Haben Sie Kinder?
Sind Sie schwul/lesbisch?
Kann ich Ihre Nummer haben?

Private Fragen an die durchführende Lehrkraft zu stellen oder anonym in den bereitgestellten Briefkasten[1] zu stecken, kann viele Gründe haben. Oft müssen solche Fragen gar nicht respektlos oder störend gemeint sein. Vielleicht kommt die Frage nur respektlos oder provokant bei Ihnen an, weil das Kind oder der/die Jugendliche Worte oder eine Ausdrucksweise benutzt, die Ihnen unangenehm sind.
Aus Sicht der Kinder ist es sehr sinnvoll, solche Fragen zu stellen. Sie begeben sich gemeinsam mit Ihnen als Lehrerin oder Lehrer in ein unbekanntes, aufregendes Gebiet und wünschen sich, dass es nicht peinlich wird, sondern es einen angenehmen und sicheren Rahmen dafür gibt. Private Fragen können einfach Neugier ausdrücken Ihnen als erwachsenen Menschen gegenüber, dem endlich Fragen gestellt werden dürfen. Sie können aber z. B. auch den Hintergrund haben, dass Kinder und Jugendliche prüfen möchten, inwiefern Sie als durchführende Person souverän damit umgehen und auch Grenzen setzen können. Dieses Bedürfnis ernst zu nehmen, ist erfahrungsgemäß sehr wichtig. Sie haben dabei immer das Recht, eigene Grenzen zu setzen und transparent zu machen, dass eine Frage sehr intim ist oder sie die Antwort darauf sehr privat finden und deswegen nicht geben möchten, z. B. weil sie ja hauptsächlich noch Lehrkraft sind.

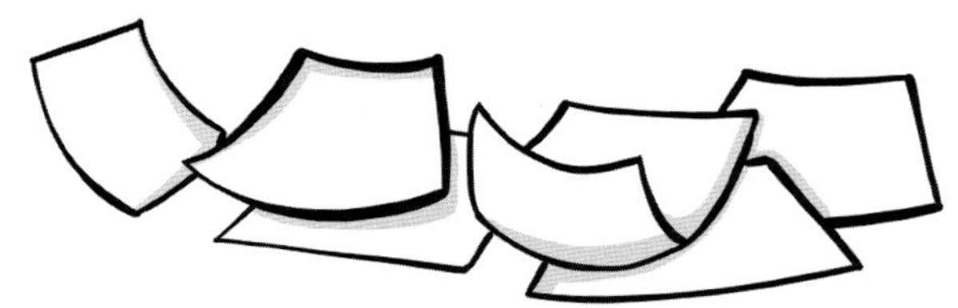

Hinter der Frage „Hatten Sie schon Sex?“ kann z. B. die Frage stecken „Wissen Sie denn, worüber Sie mit uns reden?“ oder das Bedürfnis zu erfahren „Mal sehen, wie die Person darauf reagiert“. Darauf könnte geantwortet werden: „Ich bin erwachsen und habe schon eine ganze Weile einen Lebenspartner / eine Lebenspartnerin. Ja, ich hatte schon Sex. Aber mehr werde ich euch dazu nicht sagen.“
Die Frage „Kann ich Ihre Nummer haben?“ könnte das Bedürfnis kommunizieren, souverän Grenzen aufgezeigt zu bekommen. Darauf könnte eine Antwort sein: „Das ist eine mutige Frage, aber auch sehr persönlich. Darauf antworte ich natürlich mit ‚Nein‘, weil das zwischen Lehrerinnen und Lehrern und Schülerinnen und Schülern einfach so ist und gar nicht erlaubt wäre.“

[1] vgl. Einstiegs- und Gestaltungsmethode auf Seite 20

Provokante Fragen und Bemerkungen können aber auch den Hintergrund haben, dass es Schülerinnen und Schüler gibt, die ihr gesammeltes Wissen und ihre Kompetenz in diesem Thema zeigen und beweisen wollen. Etwa indem sie präsentieren, dass sie besonders viele Begriffe, Witze oder gar Beleidigungen „gesammelt" haben. Oder dass sie damit eben häufig konfrontiert sind und sich deswegen viel damit beschäftigen müssen. Indem Sie dies als Leitung anerkennen, können Sie Kindern eine sehr hilfreiche Erfahrung bieten: Sie können das Wissen nutzen, mit dem sie sich viel beschäftigen (müssen) und werden nicht dafür abgestraft.
Solche sehr aktiven Kinder und Jugendlichen können Sie z. B. in entsprechende Methoden wie „Synonyme sammeln" einbeziehen. Und auch hier macht es Sinn, entsprechende Bemerkungen aufzugreifen und einzuordnen. Auf die Bemerkung „Das nennt man wichsen" könnten Sie reagieren: „Ja, du hast recht, das Wort wird oft benutzt. Kannst du mir sagen, was es genau bedeutet? Welche Begriffe gibt es noch dafür? Wie klingt dieser Begriff für euch?"

Nichts zu sagen und zu schweigen, wäre in jedem Fall immer eher ungünstig. Denn indem Sie Fragen und Kommentare der Schülerinnen und Schüler einordnen und auch begrenzen, können Kinder und Jugendliche lernen, dass Grenzen besprechbar sind und Fehler passieren, ohne dass es ein Problem darstellt.

2.4 Wer sollte die Aufgabe übernehmen – interne Personen oder externe Fachkräfte?

Generell ist das Thema Sexualität im schulischen Bildungsauftrag verankert und keine Kann-Aufgabe. Das heißt, auf die Frage nach der Umsetzung braucht es eine Antwort. Aufgrund der Intimität des Themas ist es aber notwendig, dass sie als Lehrkraft Interesse für das Thema mit der Klasse haben und authentisch mit Grenzen umgehen können. Hinzu kommt, dass ganz unabhängig von Ihrer Motivation als Lehrkraft Ihre Rolle hier immer eine doppelte bleibt: Sie sind einerseits im Thema Sexualität eine Vertrauensperson, der gegenüber sich die Klasse mit ihren Fragen öffnen möchte. So sind Sie auch Teil des Umfeldes, das in belastenden Situationen als Hilfe in Betracht kommen kann. Andererseits sind Sie Teil des Systems Schule. Sie geben Noten und bewerten die Leistung und das Verhalten der Kinder und Jugendlichen und haben somit eine Machtposition inne. Sie kennen auch die Rollen und Muster der einzelnen Personen im Klassengefüge. Eine externe Fachkraft kennt die Klasse und Ihre Dynamiken nicht und bleibt nicht im Schulalltag präsent. So kann sie möglicherweise einen anderen, etwas freieren Raum eröffnen für Fragen und Unsicherheiten.
Die Frage danach, was interne Lehrerinnen und Lehrer anbieten und wann externe Fachkräfte das Angebot ergänzen sollten, ist vor diesem Hintergrund eine sehr berechtigte. Einerseits ist das also eine Frage danach, worauf Sie selbst Lust haben und was Sie selbst gern umsetzen möchten. Andererseits kann es auch sein, dass die Klasse selbst sich für manche Themen eine externe Person wünscht. Dieser Punkt kann als Teil der Vorbereitung sehr gut transparent mit der Klasse abgefragt werden, z. B. wieder anonym mit einem „Briefkasten": „Was wollen wir hier in dem Rahmen besprechen? Welche Themen würdet ihr lieber mit einer externen Person bearbeiten?"
Wichtig ist, dass Sie sich nicht abgewiesen fühlen oder Ihren Kontakt zur Klasse infrage stellen, wenn sich die Klasse externe Unterstützung wünscht. Das Thema ist intim und Sie sind als Lehrkraft, wie oben beschrieben, immer in doppelter Rolle unterwegs. Manche Themen sind deswegen eben entspannter in unbekannter Runde auszusprechen.

2.5 Wie viel darf ich sagen – wann gehe ich zu weit?

Häufig beschäftigt Lehrkräfte und Eltern die Frage, ob es möglich ist, zum Thema Sexualität „zu viel" zu sagen, Kinder zu überfordern oder sie „neugierig" zu machen auf Dinge, auf die sie von selbst nicht gekommen wären.
Kinder sind oft von sich aus interessiert am Thema Sexualität oder an Fragen zu ihrem Körper, ihrer Familie, an Fragen ihrer Herkunft. Kinder haben zudem ein Recht auf Antworten und Wissen, auch unabhängig von der Weltanschauung der Eltern.
Generell hat Sexuelle Bildung und Sexualerziehung nicht das Ziel, Kinder mit Informationen zu konfrontieren, die sie nicht wissen wollen. Sondern es geht darum, sie in dem zu begleiten, was sie ohnehin beschäftigt, was sie erleben und sich fragen. Zumal Kinder ständig, auf dem Weg zur Schule, im Fernsehen, im Internet, im eigenen Handy, in der Schulklasse usw., mit Sexualität zu tun haben.
Die Antworten gehen dabei immer von den Fragen und dem Interesse der Kinder aus. Das Ziel von Sexualerziehung darf nicht vom Interesse der Lehrkraft, also von den eigenen Werturteilen geleitet sein oder davon, was Sie selbst als gut und richtig empfinden: „Ich möchte euch von der Schönheit der natürlichen Geburt überzeugen oder davon, dass Ehe und Familie der beste Ort ist für Sexualität oder von dieser oder jener Verhütungsmethode." Hier gilt das Indoktrinierungsverbot.[2]

Die Lehrpläne der Bundesländer setzen das gesamte Thema sehr individuell um und legen dabei sehr unterschiedliche Schwerpunkte. Diese sind immer im Wandel und in Entwicklung. Generell gilt aber das eigenständige Recht auf Information der Kinder und das Recht auf sexuelle Selbstbestimmung. Sexualerziehung soll dabei über die reine Wissensvermittlung hinausgehen und sinnlich anschaulich auch andere Themen verständlich aufgreifen. Für den schulischen Kontext heißt das, dass Themenaspekte diskutiert werden und verschiedene Meinungen und Möglichkeiten beleuchtet werden können. Die eigene Meinung der Lehrkraft sollte als solche gekennzeichnet sein und nicht als objektiver Standard fungieren. Es ist also auch hier wieder wichtig, sich vorher zu fragen, wie viel Unterschiedlichkeit in Meinungen Sie aushalten können und wollen, wenn es z. B. um Lebensweisen, Homosexualität, Schwangerschaftsabbruch usw. geht. Hier braucht es Reflexion darüber, was die eigene Haltung ist und wie Sie methodisch verschiedene Haltungen zur Sprache kommen lassen und Diskriminierungen dennoch aufgreifen und einordnen können. Ein reales Problem in einer großen Schulklasse ist die Diversität der Lebens- und Erfahrungsräume der Kinder und Jugendlichen. Manche sind vielleicht gerade sehr interessiert am Thema, andere kaum bis gar nicht. Und es kann auch Kinder geben, die sich eigentlich interessieren, aber nicht wissen, ob das Thema erlaubt ist, weil die eigenen Eltern sich vielleicht eher kritisch positionieren oder das Thema ablehnen und die Kinder daher in Loyalitätskonflikte geraten.
Einzelne Schülerinnen und Schüler können weitaus mehr Erfahrungen mit medialen Darstellungen oder der Welt um sich herum gemacht haben und deswegen Fragen stellen, die andere Kinder noch nie gehört haben. Hier braucht es methodische Gestaltung: Manchmal landen solche Fragen schon vorher im „Briefkasten" und Sie können schon vorher merken (oder es aus Ihrer Erfahrung mit der Klasse ohnehin wissen), dass es Kinder mit größerem Frage- und Antwortbedürfnis und expliziteren Themen gibt als der Durchschnitt der Klasse. Dann ist es sinnvoll, das in die Vorbereitungen einfließen zu lassen und Kindern mit sehr expliziten Fragen die Möglichkeit zu geben, diese in der Pause oder in einer kleineren Gruppe zu stellen, um möglichst allen Bedürfnissen der Klasse gerecht zu werden. Sie sollten diese Bedürfnisse immer transparent einordnen und wertschätzen, niemals beschämen: „Ich weiß, dass ihr schon ganz viel gehört habt dazu und viele Fragen habt. Ich schau mal, dass ich die Fragen beantworte, die alle Kinder interessieren. Vielleicht kommen einige Kinder nachher noch mal zu mir, wenn das eine Frage ist, die vielleicht nicht für alle interessant ist."

---

2 vgl. Beschluss des Bundesverwaltungsgerichts: BVerwG, Beschluss vom 08.05.2008–6 B 64.07 (außerdem: Müller, Ulrike A. C.: Bienen und Blumen im Dreieck. Sexualkundeunterricht zwischen Elternrechten, Kinderrechten und staatlichem Erziehungsauftrag. In: Lembke, Ulrike (Hrsg.): Regulierungen des Intimen. Sexualität und Recht im modernen Staat. Wiesbaden 2017)

Ganz praktisch kann es auch passieren, dass im Unterricht eine Frage aufkommt, die Sie nicht im ersten Moment beantworten können oder bei der Sie im Kopf bereits eine große und komplizierte Antwort formulieren, z. B. die Frage einer Schülerin der 6. Klasse: „Wie viele Sexarten gibt es?“ Eine sehr einfache Methode ist in diesem Fall fast immer, die Frage ganz einfach zurückzugeben: „Was denkst denn du?“ Der Vorteil daran ist, dass Sie nicht eine Antwort auf eine Frage formulieren, die Sie vielleicht selbst verunsichert und von der Sie gar nicht wissen, was das Kind eigentlich genau hören will. Und dass Sie mehr darüber erfahren, was im Kopf des Kindes vorgeht und warum es genau diese Frage gestellt hat. So können Sie Ihre Antwort auf die Gedankenwelt des Kindes anpassen und sie alters- und situationsgerecht gestalten.

2.6 Sollte das Thema nach Geschlechtern getrennt unterrichtet werden?

Zu der Frage, wie das Thema Sexualität besprochen werden soll, ob in reinen geschlechtergetrennten Gruppen, ob nur mit entsprechenden männlichen und weiblichen Lehr- und Fachkräften, ob gecrosst werden sollte (also Jungen arbeiten mit einer weiblichen und Mädchen mit einer männlichen Fachkraft), ob dann aber Kinder ausgeschlossen werden, die sich nicht eindeutig positionieren (können/wollen) usw. wird viel diskutiert. Verschiedene Szenarien sind je nach Klasse denkbar und sinnvoll.
Erfahrungsgemäß gibt es in den Klassen oft den Wunsch nach beidem: „Wir wollen mal in Ruhe ‚unter uns‘ reden!“ und „Wir wollen auch miteinander reden und von den anderen hören!“ Wenn es sich zeitlich und personell einrichten lässt, ist es eine große Chance, die Klasse nach einem gemeinsamen Einstieg zu trennen und zu einer gemeinsamen, kommunikativen Übung wieder zusammenzubringen. Auch das ist Teil der Vorbereitung. Sie kennen Ihre Klasse am besten. Wie steht die Klasse zueinander? Können wir hier gemeinsam starten, aber einzelne Themen getrennt anbieten?
In manchen Altersgruppen kann eine Trennung nach Geschlecht äußerst sinnvoll und sogar notwendig sein. Manchmal ist die Stimmung in der Klasse so aufgekratzt oder es gibt dominantes Verhalten einzelner Gruppen, die zu Beleidigungen und negativen Erfahrungen führen, dass es notwendig wird, die Klasse zu teilen. Häufig sind das die Klassen 5 und 6, in denen es zwischen Jungen und Mädchen oft „kracht“ und alles sehr lustig ist, was man auch nur im Entferntesten auf Sex beziehen könnte: „Hihi, Frau Müller ist gekommen!“ Allerdings ist es wichtig, Albernheiten nicht überzubewerten. Das Thema soll und darf durchaus lustig und lustvoll sein.
Spätestens um die 7. Klasse herum ist es oft so, dass Mädchen bereits zu großen Teilen mit anderen Fragen beschäftigt sind als Jungen. Mädchen müssen sich verstärkt mit ihrem Körper, mit den Veränderungen, mit den Reaktionen und Anforderungen ihrer Umwelt auseinandersetzen. Dann ist es eher eine Erleichterung (oft für alle), die Klassen zeitweise zu trennen und somit Schutz- und Ruheräume zu schaffen, um Fragen zu stellen und Informationen aufzunehmen. Allerdings lohnen sich zur Art und Weise, die Klasse einzuteilen, ein paar der folgenden Gedanken: Einerseits können Sie die Klasse auffordern, sich in Jungen und Mädchen aufzuteilen. Immer wieder wird es dabei aber Kinder und Jugendliche geben, die sich in dieser Trennung nicht wohlfühlen oder nicht zuordnen wollen und/oder können. Um dem zu begegnen, können Sie die Klasse auch dazu einladen, sich zu teilen in diejenigen, die sich in der Mädchengruppe wohler fühlen, und diejenigen, die lieber in der Jungengruppe arbeiten möchten. Damit machen Sie nicht nur deutlich, dass Sie dafür sensibel sind und bieten Gelegenheit für Fragen und Gespräch. Mit diesem Herangehen haben außerdem alle, die sich eindeutig zuordnen können oder wollen, die Option, das zu tun. Alle anderen sind mit dieser Wortwahl nicht in eine der Kategorien gesteckt, sondern können für sich wählen, wo sie sich wohler fühlen. Sollten dann (was immer wieder vorkommt), Jungen in der Mädchengruppe sitzen oder umgekehrt, ist es sinnvoll, das aufzugreifen und zu vereinbaren, ob das für alle in Ordnung ist, welche Kommunikation sich die Gruppe wünscht usw., um auch Fragen aufkommen zu lassen zum Thema Zuordnung und Geschlecht in unserer Gesellschaft.

Ein wesentlicher Aspekt von Sexueller Bildung, die über reine Wissensvermittlung hinausgeht, ist die Möglichkeit, positive Gesprächserfahrungen zum Thema zu sammeln. Wir reden auch unter den Erwachsenen selten wirklich offen über Sexuelles. „Wie ist das eigentlich bei euch?“ ist deswegen eine wirklich

spannende Frage, die viele Klassen auch gerne stellen möchten. Und wenn das gelingt, kann es eine sehr wertvolle Erfahrung sein, dass man tatsächlich mit Jungen und Mädchen ganz offen, wertschätzend und ehrlich reden kann, wie alle sich bei manchen Dingen fühlen, wo es Gemeinsamkeiten gibt, was es für Probleme und Wünsche gibt.[3]
Natürlich ist es aber auch immer möglich, Einstiege und bestimmte Themen mit der ganzen Klasse durchzuführen. Wichtig ist, auf Beleidigungen, Bloßstellungen und Bemerkungen sensibel und klar zu reagieren: z. B. Witze über einzelne Personen, aber auch z. B. über Brüste, Körper oder LGBTIQ[4] nicht zu überhören, sondern aufzugreifen, um zu zeigen, dass Neugier okay ist und verschiedenen Meinungen auch, aber nicht Beleidigungen auf Kosten anderer Menschen.

2.7 Ich habe Angst, dass ein Kind traumatisiert oder retraumatisiert werden könnte

Die Themen in diesem Band sind Themen, die die meisten Kinder und Jugendlichen interessieren. Sie greifen respektvoll ihre Fragen auf und geben Anregungen zur guten Vorbereitung und Einbindung der Kinder und Jugendlichen in die Gestaltung.
Bei allen beschriebenen Methoden ist eine sensible und reflektierte Verwendung wichtig und ein Methodenband ersetzt auch nicht die intensive Auseinandersetzung oder Fortbildung in dem Bereich. Aber wenn das Thematisieren von Sexualität auslöst, dass Erlebnisse zur Sprache kommen, kann das für Betroffene eine große Chance sein, sich Hilfe zu holen und sie zu bekommen. Eine solche Situation muss Sie nicht beunruhigen. Denn wenn dem Thema sensibel Raum gegeben wird und Kinder und Jugendliche erleben, dass es besprechbar ist, kann der Unterricht Sprache und Raum geben, um Gefühle wahrzunehmen und auch Dinge in Worte zu fassen. Wichtig ist für Sie, dass Sie wissen mit wem Sie sich austauschen und an wen Sie sich wenden und weitervermitteln können, wenn das notwendig sein sollte. Außerdem brauchen Kinder, die Missbrauch und Gewalt erleben oder erlebt haben, ebenso Sexuelle Bildung wie alle anderen Kinder. Sie haben das Recht auf Antworten auf ihre Fragen und auch auf positive Gefühle in der Auseinandersetzung mit dem Thema. Sie brauchen offene und sensible Thematisierung ohne Stereotype und normative Informationen. Damit können Sie Kindern helfen, Gefühle wahrzunehmen und sie sogar dabei unterstützen, eine Situation zu stoppen. Zu sagen „Jungs sind eben so, sie ärgern oft die Mädchen, das ist ein Zeichen von Zuneigung" kann ungünstig sein, weil es Verhältnisse festschreibt und eben nicht darin bestärkt, das Gefühl einer eigenen Grenze ernst zu nehmen. Es klingt anders, wenn Sie sagen: „Wenn man verliebt ist, kann es sehr aufregend sein, das der Person mitzuteilen, in die man verliebt ist. Vielleicht weißt du dann nicht, wie du das machen kannst. Was sind denn aus eurer Sicht angenehme und geeignete Möglichkeiten dafür, sich das zu sagen, die für beide Seiten in Ordnung sind? Und was kann ich tun, wenn die andere Person ‚Nein' zu mir sagt?"

Sexuelle Gewalt ist keine Sexualität, sondern Gewalt. Kinder, die respektvolles und zugewandtes Verhalten erleben und sich auch mit komplexen Gefühlen und schwierigen Fragen an Erwachsene wenden können, sind besser in der Lage, übergriffige Situationen zu erkennen. Sie vertrauen ihren eigenen Gefühlen mehr und können unangemessenes Verhalten gegen sie besser erkennen und sich Erwachsenen anvertrauen. Auf entsprechende Fragen von Kindern einzugehen, ist auch wieder eine Sache der Übung. Viele Kinder nehmen über die Medien viel Bedrohliches über Sexualität auf und haben entsprechende Fragen: „Was ist eine Vergewaltigung?", „Können auch Frauen vergewaltigen?", „Warum gibt es sexuelle Belästigung?" Alles Fragen, die bereits von Kindern häufig gestellt wurden.

Auf die Frage, was eine Vergewaltigung ist, könnten Sie etwa so antworten: „Sexualität ist etwas, was für die meisten Menschen etwas Schönes ist. Denn zu Sexualität gehört ganz viel dazu und für die meisten Menschen hat es viel mit Nähe und kuscheln und sich gut fühlen zu tun. Es kann aber auch sein,

[3] Methodische Anregungen dafür finden Sie im Praxisteil, z. B. Seite 46 f. und 106 f.
[4] LSBTIQ = international gültige Abkürzung für: lesbisch, schwul (englisch: gay), bisexuell, transgeschlechtlich, inter und queer (Aussprache engl.: „el-dschi-bi-ti-ai-kju")

dass Menschen zu etwas gezwungen werden, was sie nicht wirklich oder gar nicht wollen. Das ist dann keine Sexualität, sondern Gewalt, die mit sexuellen Dingen jemandem angetan wird. Menschen, denen das passiert, sind daran nicht schuld. Die Person ist schuld, die Dinge tut, die eine andere Person nicht will ..." Das macht Kindern deutlich, dass Sie darüber sprechen können und eröffnet ihnen Räume, eigene Gedanken dazu auszudrücken und sich nicht schuldig zu fühlen, weil sie einer Norm nicht entsprechen oder sich falsch verhalten hätten, wenn sie belastende Situationen erleben sollten.

2.8 Wie kann Schutz und Freiwilligkeit trotz Schulpflicht und Klassenverband gewährleistet werden?

Unterricht zum Thema Sexualität hat im Klassenkontext einige Tücken. Es ist nicht unwahrscheinlich, dass immer einige Kinder und Jugendliche in der Klasse sind, die gerade auf dieses Thema wenig Lust haben oder die sich in ihrem (nicht selbst gewählten) Klassenverband nicht wohlfühlen. Im Idealfall ist die Umsetzung des Themas deswegen gemeinsam mit der Klasse gestaltet. Dabei sollte auch der Grundsatz der Freiwilligkeit gelten[5]. Vor dem Hintergrund der Schulpflicht kann das vor allem bedeuten, dass es keinen Mitmach- oder Mitspielzwang gibt. Wenn also eine Schülerin oder ein Schüler an einem Spiel oder einer Methode nicht mitmachen möchte oder zu einer Frage keine Antwort geben will, sollte das akzeptiert werden. Einfach dabeisitzen und zuhören ist hier völlig angemessen und kommt auch immer wieder mal vor. Gerade weil das Thema in der Schule verpflichtend ist und meist im Klassenverband bearbeitet wird, ist diese zumindest angebotene Form des Schutzraumes wichtig. Kein Mitmachzwang kann im schulischen Kontext und in sexualpädagogischen Veranstaltungen aber im Einzelfall auch bedeuten, dass einzelne Kinder und Jugendliche an bestimmten Themen nicht teilnehmen oder das Projekt oder den Unterricht zeitweise verlassen möchten. Wenn sich hier keine andere Lösung finden lässt durch Gestaltung des Unterrichts (z. B., dass die Person bei einer Übung nicht mitmachen muss), sollte das unbedingt ermöglicht werden und die einzelne Person dann ohne Strafandrohung anderweitig beschäftigt werden. Ein solches Vorgehen unterstützt Kinder und Jugendliche wesentlich darin, sich in ihrer Selbstwahrnehmung und Selbstwirksamkeit gestärkt zu fühlen.

2.9 Wie kann die Notengebung gestaltet werden?

Bei der Gestaltung des Themas Sexualität im Unterricht sollten Dinge, die bewertet werden, besonders transparent gemacht werden. Es ist sinnvoll, die Bereiche, die am Ende bewertet werden, genau abzugrenzen: „Wir werden uns genau anschauen, wie die Geschlechtsorgane aufgebaut sind und wie die einzelnen Teile heißen. Das werde ich dann bewerten. Die Übung, die wir jetzt machen, wird aber nicht bewertet." Dann ist es entspannter für alle.
Rechtschreibung ist für die meisten der hier beschriebenen Übungen nicht wichtig und sollte nicht bewertet oder streng betrachtet werden. Wenn Kinder und Jugendliche aufgefordert werden, sich zu diesem Thema mit ihren Fragen und Meinungen zu zeigen, sich auszudrücken oder zu schreiben, ist das herausfordernd genug und sollte nicht mit der Scham vor Fehlern aufgeladen werden.

2.10 Was tun, wenn Eltern Einwände gegen das Thema haben? Beispiel eines Elternbriefs

Die Sorge vor der Reaktion der Eltern ist im Kontext Schule immer wieder Thema. Laut Grundgesetz haben die Eltern das oberste Recht und die Pflicht zur Sexualerziehung der eigenen Kinder. Gleichzeitig sind Kinder eigenständige Träger des Rechts auf Information zu Sexualität, auch unabhängig von der Weltanschauung der Eltern. Sie haben zudem ein Recht auf sexuelle Selbstbestimmung. Mit zunehmen-

5 vgl. „Gemeinsame Regeln", Seite 23

dem Alter kann dies immer mehr selbst wahrgenommen und gestaltet werden. Kinder und Jugendliche wachsen sozusagen in dieses Recht hinein. Daher hat die Schule die Pflicht, das Erziehungsrecht der Eltern in diesem Thema zu ergänzen. Sexualität ist Teil des schulischen Bildungsauftrags.[6] Es gibt dabei ein Dreiecksverhältnis aus den Rechten und Interessen der Eltern, des Staates (also hier der Schule) und denen der Kinder und Jugendlichen. Häufig kommt es in diesem Dreiecksverhältnis nur zu einem Aushandeln zwischen den Interessen der Schule und denen der Eltern. Das kann z. B. dann passieren, wenn Schulen dem befürchteten Konflikt mit Eltern zuvorkommen wollen und Elternbriefe ausgeben, auf dem Eltern und Sorgeberechtigte ankreuzen können, ob das Kind teilnehmen darf oder nicht. In diesem Fall bleibt aber das Recht der Kinder und Jugendlichen unberücksichtigt und die Schule setzt ihren Bildungsauftrag nicht durch.

Eltern haben das Recht auf Information und Transparenz, wenn das Thema z. B. in Form von Projekten und durch externe Angebote bearbeitet wird. Sie haben aber kein Vetorecht. Die Erfahrung zeigt: Je besser informiert die Eltern sind, umso besser für die gesamte Sexuelle Bildung. Vielleicht haben Eltern den Wunsch, selbst mit ihrem Kind zu sprechen, zu einem Elternabend eingeladen und eigene Fragen loswerden zu können, oder möchten vorbereitet sein auf die Fragen, die vielleicht im Nachgang des Unterrichts zu Hause ankommen. Viele sind besorgt über verwendete Methoden und Materialien und wünschen sich mehr Informationen dazu. Vielen Eltern macht das Thema Angst. Manche hoffen, sie hätten noch etwas Zeit und ihr Kind ist noch so klein, dass sie um das Thema noch eine Weile „herumkommen“. Im Sinne der größtmöglichen Transparenz ist es sinnvoll, Eltern Informationen in Form von Briefen oder Elternabenden anzubieten oder auch in Gesprächen nach ihren Befürchtungen zu fragen. Es kann hilfreich sein, Eltern zu erklären, dass Kinder immer schon sexuelle Wesen sind, mit Interesse und Neugier an ihrer Umwelt, ihrem Körper und ihren Mitmenschen, und dass Kinder in ihren Erfahrungen mit der medialen Welt, die voller Eindrücke, unverständlicher Dinge und auch Sexualisierungen steckt, Einordnung und Orientierungshilfe brauchen. Diese Aufgabe ist eine, die die Erwachsenen leisten müssen – auch die Eltern. Bei Eltern, die sehr kritisch sind, kann es zudem helfen zu beschreiben, dass Kinder und Jugendliche umso wirksamer vor Übergriffen und sexualisierter Gewalt geschützt werden können, je mehr sie sich ernst genommen und in ihrem Körper gut fühlen. Ein Kind, das eigene Gefühle differenziert wahrnehmen und thematisieren kann, das eine respektierte Persönlichkeit ist und sich auch mit peinlichen und schwierigen Fragen an souveräne und zugewandte Erwachsenen wenden kann, ist weniger gefährdet als ein Kind, das diese Möglichkeiten nicht hat.

Im Folgenden finden Sie ein Beispiel für einen Elternbrief, der im Vorfeld von sexualpädagogischen Veranstaltungen an Eltern und Sorgeberechtigte ausgegeben werden kann.

---

[6] vgl. Beschluss des Bundesverwaltungsgerichts: BVerwG, Beschluss vom 08.05.2008-6 B 64.07 (außerdem: Hilgers, Andrea: Richtlinien und Lehrpläne zur Sexualerziehung: Eine Analyse der Inhalte, Normen, Werte und Methoden zur Sexualaufklärung in den 16 Ländern der Bundesrepublik Deutschland – eine Expertise. BzgA, Köln 2004

Information zu sexualpädagogischen Angeboten an unserer Schule

Liebe Eltern, liebe Erziehungs- und Sorgeberechtigten,

Wie fühlt sich Liebe an?
Was soll ich tun, wenn ich meine Tage bekomme?
Wie geht Sex?
Wie merke ich, dass ich jemanden wirklich liebe?
Wie lange dauert eine Geburt?

das sind nur einige der Fragen, die in sexualpädagogischen Projekten von Kindern gestellt werden. Sexualität ist für Kinder und Jugendliche spätestens in der Pubertät ein sehr interessantes Thema. Aber auch vorher ist es für Kinder schon spannend, sich mit Liebe, Gefühlen, den Veränderungen des Körpers und der Welt um sie herum auseinanderzusetzen. Immer stärker spielt da auch der Umgang mit digitalen Medien eine Rolle.

Ihr Kind verbringt viel Zeit in der Schule. Oft erlebt es hier das erste Verliebtsein, die Pubertät, Kontakte mit Medien und viele weitere Themen. Das ist für viele Kinder spannend, aber auch verwirrend und löst viele Fragen aus. Kinder brauchen deswegen uns Erwachsene, die sie altersangemessen durch ihre Fragen in diesem großen Thema begleiten.

Kinder und Jugendliche haben ein Recht darauf, über Sexualität informiert zu werden. Die Schule ergänzt dabei das Recht und den Auftrag von Ihnen als Eltern, Ihre Kinder über Liebe, Gefühle, den eigenen Körper und Sexualität zu informieren. Die Schule kann aber oft nur bestimmte Themen bearbeiten. Viele Fragen bleiben unbeantwortet. Unsere Schule arbeitet deswegen mit Sexualpädagoginnen und Sexualpädagogen zusammen. Sie unterstützen den schulischen Bildungsauftrag.

Dieses Jahr wird/werden an unserer Schule für die Klassenstufe(n) *XX* sexualpädagogische Projekttage zu den Themen „Körper“, „Liebe“ und „Sexualität“ durchgeführt. Die Grundidee der Projekttage ist, dass Kinder und Jugendlichen umso besser verantwortungsvoll und selbstbestimmt mit ihrem Körper und ihrer Sexualität umgehen können, je besser sie informiert sind und je mehr Möglichkeiten sie haben, ihre Fragen zu stellen. Bei den Projekten geht es nicht nur darum, biologische Fakten verständlich und altersgerecht zu vermitteln, sondern vor allem auch die gefühlsmäßigen Themen und Veränderungen rund um Liebe und Sexualität einzubeziehen.

Die Termine sind:
- Klasse *XX* am *XX.XX.XX*
- Klasse *XX* am *XX.XX.XX*

Bei Fragen können Sie sich gerne wenden an …

Mit freundlichen Grüßen

…

3 Methodisches für die Unterrichtspraxis: Hinweise und Arbeitsmaterial

3.1 Einstiegsmethoden und Anregungen für die Unterrichtsgestaltung

Die Methoden und Übungen des folgenden Abschnitts dienen der gemeinsamen Gestaltung des Unterrichts zum Thema Sexualität. Je sicherer der Rahmen, umso entspannter können sich Schülerinnen und Schüler in ihrer Klasse beim Gespräch über das Thema fühlen. Außerdem finden Sie in diesem Abschnitt Methoden aus der sexualpädagogischen Praxis in der Schule, die sich als thematischer Einstieg mit der ganzen Klasse, in Gruppen, Zweierteams oder einzeln eignen.

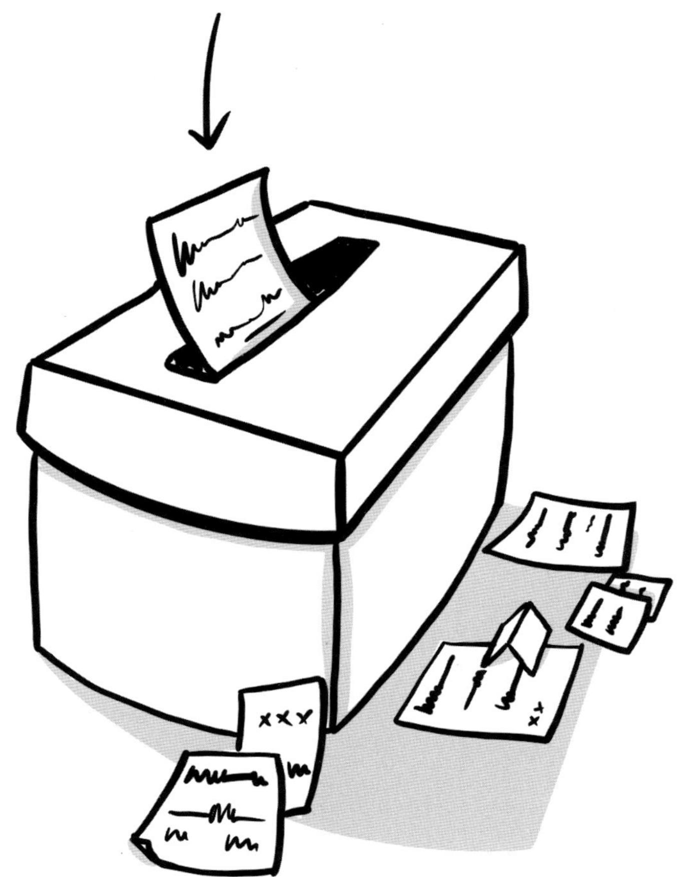

3.1.1 Wie ihr wollt – gemeinsam gestalteter Einstieg (alle Klassenstufen)

Zeit: etwa 20–45 Minuten

Material: Box, in die Zettel hineingesteckt werden können (z.B. ein Schuhkarton mit Schlitz im Deckel), farbiges Klebeband (zum Versiegeln der Box, damit sichtbar wird, wenn sie geöffnet wurde), gleichfarbige Zettel, Stifte

Ziel: Bisher wurde an mehreren Stellen deutlich, dass es sehr sinnvoll sein kann, die Gestaltung des Unterrichts zum Thema Sexualität mit der Klasse gemeinsam zu planen. Schülerinnen und Schüler können auf diese Art mit ihren Wünschen, Befürchtungen und Bedürfnissen präsent sein und einbezogen werden. Eventuelle Ängste, dass es peinlich wird oder dass von der Veranstaltung Unangenehmes zu erwarten ist, können so minimiert werden. Insgesamt ist dann das Risiko geringer, dass Kinder und Jugendliche Widerstände entwickeln müssen, aus Verlegenheit oder um sich zu schützen. Außerdem lernen Kinder und Jugendliche durch die partizipative Vorbereitung, dass ihre Themen berücksichtigt werden und sich Bedürfnisse ausdrücken und Rahmenbedingungen gestalten lassen.

Methode: Alle Schülerinnen und Schüler bekommen einen Stift und mehrere gleichfarbige Zettel. Nun besteht die Möglichkeit, anonym Zettel mit Fragen in den Briefkasten zu stecken. Im Anschluss werden die Zettel durch die durchführende Person (Lehrkraft) gesichtet und die Ergebnisse dann mit der Klasse besprochen.

Mögliche Fragen, die es im Vorfeld von sexualpädagogischen Unterrichtseinheiten zu klären gibt, könnten z. B. sein:

- Welche Themen wünscht ihr euch?
- Welche Themen möchtet ihr gern mit mir (eurer Lehrerin / eurem Lehrer) besprechen?
- Welche Themen würdet ihr lieber mit einer externen Person (z. B. einer Sexualpädagogin / einem Sexualpädagogen) besprechen?
- Soll die Lehrkraft dabei sein oder nicht?
- Möchtet ihr gerne auch mal getrennt (z. B. Jungen und Mädchen) zu dem Thema arbeiten?
- Was wünscht ihr euch von mir/uns als Lehrerinnen und Lehrer, wenn wir mit euch über das Thema sprechen?

Wichtig ist hier, dass die Klasse ohne Furcht vor Sanktionen mitteilen kann, welche Gestaltungswünsche sie hat, und dass Sie als Lehrkraft es nicht als Angriff auf die eigene Person oder die Eignung für das Thema verstehen, wenn eine Klasse sich die Vermittlung des Themas durch eine externe Fachkraft wünscht. Egal wie gut der Kontakt zu einer Klasse ist, sind Sie als Lehrerin oder Lehrer immer nah dran und auch in bewertender Funktion tätig. Manche Themen lassen sich deswegen entspannter vor einer unbekannten Person besprechen.

3.1.2 Blackbox oder Briefkasten – anonym Fragen sammeln (alle Klassenstufen)

Zeit: etwa 15–60 Minuten (je nachdem, ob die Fragen nur eingesammelt oder gleich beantwortet werden)

Material: Box, in die Zettel hineingesteckt werden können; gleichfarbige Zettel, Stifte

Ziel: Partizipation, Fragen in eigenen Worten ausdrücken und einbringen

Methode: Der anonyme Briefkasten wird vor allem in unteren Klassen oft sehr ausgiebig genutzt, aber auch für die Klassen 7–9 ist er sehr sinnvoll. Alle Schülerinnen und Schüler dürfen dabei alle für sie interessanten Fragen auf Zettel schreiben und in die Box stecken. Es ist sinnvoll, einen Stapel gleicher Zettel für alle bereitzustellen, um Anonymität zu gewährleisten. Sie sollten auch mit der Klasse gemeinsam entscheiden, was mit den Fragen passieren soll. Meistens ist es den Kindern und Jugendlichen wichtig, dass die Schrift nicht gesehen werden kann und dass sie sicher sein können, dass die Frage wirklich beantwortet werden. Deswegen sollten Sie mit der Klasse einen geeigneten Rahmen für die Fragebox finden: Können sich einige Kinder für die Box verantwortlich fühlen und die Fragen einsammeln? Sollte lieber eine feste Stunde dafür eingeplant werden? Wie können Sie sicherstellen, dass die Box nicht geöffnet wird und die Fragen sicher bei der Person ankommen, die die Antworten geben soll?
Die Rechtschreibung ist für den Briefkasten nicht entscheidend und sollte nicht kommentiert oder sanktioniert werden. Es ist aufregend genug, sich zu diesem Thema auszudrücken.

Wer Fragen stellt, sollte Antworten bekommen. Es ist für die Kinder und Jugendlichen meistens besonders wichtig, dass die Leitung oder Lehrkraft auf ihre Fragen respektvoll und wertschätzend reagiert und dass die eigenen Fragen beantwortet werden. Mit der Zettelbox zu arbeiten, bedeutet, für Antworten bereit zu sein und einzuordnen, warum auf bestimmte Fragen vielleicht nicht geantwortet wird (das wäre z. B. der Fall bei Beleidigungen gegen andere oder sehr persönliche Fragen an andere oder an die Lehrkraft). Wenn eine Frage im Vergleich zum sonstigen Entwicklungsstand der Klasse sehr explizit ist oder Sie im ersten Moment überfordert, ist es dennoch wichtig, das aufzugreifen und die Kinder z. B. auf die Möglichkeit zu verweisen, ihre Frage noch mal in einem gesonderten Rahmen an Sie zu richten.

3.1.3 Gemeinsame Regeln (alle Klassenstufen)

Zeit: etwa 10–20 Minuten

Material: Moderationskarten/Zettel

Ziel: gemeinsame Gestaltung, Einbringen eigener Wünsche und Bedürfnisse, sicheren Rahmen schaffen

Methode: Sexualität ist als Thema im Unterricht, insbesondere mit der ganzen Klasse, oft sehr aufregend. Es ist für die Schülerinnen und Schüler ungewohnt und wird meist mit Spannung erwartet, vielleicht aber auch mit gemischten Gefühlen und Befürchtungen. Die meisten suchen sich ihren Klassenverband nicht aus und nicht immer ist das Klima so, dass Kinder und Jugendliche sich entspannt äußern können oder wollen. Umso wichtiger sind ein sicherer Rahmen und ein klarer und souveräner Umgang mit gemeinsamen Regeln, damit es nicht zu schlechten Erfahrungen und Beleidigungen kommt. Dazu können Sie am Beginn der gemeinsamen Unterrichtseinheit oder des Projektes fragen, was sich die Schülerinnen und Schüler von der eigenen Klasse wünschen: Wie möchtet ihr miteinander umgehen, wenn wir über das Thema Liebe und Sexualität sprechen? Was wünscht ihr euch von mir (als Lehrkraft/Leitung)? Die gemeinsamen Regeln werden dann visualisiert und für alle sichtbar ausgehangen/angeschrieben.

Beispiele für gemeinsame Regeln:

- Es ist völlig okay, wenn wir unterschiedlicher Meinung sind.
- Es darf lustig sein und Lachen ist erlaubt.
- Andere Personen auslachen, beleidigen oder abwerten ist nicht in Ordnung.
- Alle Fragen sind erlaubt, auch solche, die euch peinlich sind.
- Nicht mitmachen ist erlaubt.
- Was eine Person sagt oder fragt, bleibt unter uns und wird weder durch die Lehrerin / den Lehrer noch durch Personen der Klasse weitererzählt.

Es ist wichtig, die gemeinsam erstellten Regeln klar im Blick zu haben, um einen Schutzraum zu gewährleisten. Das bedeutet auch, Verhalten aufzugreifen und einzuordnen. Oft reden einzelne Personen über andere: „Die/Der hat das und das schon gemacht!“ Dann sollte interveniert werden: „Du darfst gerne von dir erzählen, was du erzählen willst, aber wie vereinbart bitte nichts über andere, die das nicht selbst erzählen wollen.“ Oder es passieren im Vorbeigehen Beleidigungen „So 'ne dämliche Frage, war ja klar bei der blöden Kuh ...“, die nicht überhört werden sollten: „Mir ist es bei diesem Thema besonders wichtig, dass alle sich wohlfühlen. Deswegen geht es nicht, wenn solche Beleidigungen passieren.“

3.1.4 **Sex-ABC** (Klasse 6–8)

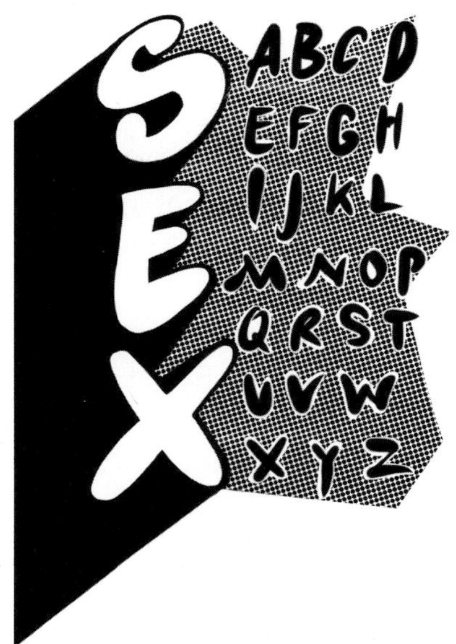

Zeit: Das „Sex-ABC“ kann unterschiedlich eingesetzt werden. Es funktioniert sowohl als Einstiegsübung, aber auch als Methode zu Sexualität und Sprache und kann dann eine ganze Einheit von 45–90 Minuten füllen.

Material: Je nach Anzahl der Gruppen: pro Kleingruppe einen großen Bogen Papier (z.B. Flipchartpapier), auf dem das Alphabet in zwei Reihen aufgeschrieben ist, sodass hinter jedem Buchstaben Platz genug ist, um ein Wort dahinterzuschreiben. Außerdem bekommt jede Gruppe einen Stift.

Ziel: Aktivität, Spaß, eigenes Wissen und Erfahrungen einbringen, Wörter einordnen und erklären

Methode: Die Klasse wird in mehrere Gruppen geteilt, je nach Größe der Klasse so, dass nicht mehr als 5–7 Personen in einer Gruppe sind. Falls die Klasse z.B. nach Jungen und Mädchen getrennt arbeitet, werden auch hier die Gruppen noch mal geteilt. Nun bekommt jede Gruppe einen großen Bogen Papier mit Alphabet und einen Stift. Die Aufgabe ist nun, dass jede Gruppe zu jedem Buchstaben ein Wort aufschreibt, das mit dem Thema Sexualität zu tun hat und mit dem entsprechenden Buchstaben beginnt. Es dürfen alle Wörter gesammelt werden, auch wenn die sonst eher nicht ausgesprochen werden (sollen) oder die Gruppe nicht genau weiß, was das Wort bedeutet.
Als Wettbewerb aufgebaut, ruft die Gruppe „Stopp“, die als Erstes zu allen Buchstaben ein Wort aufgeschrieben hat.
Nun werden die Blätter gemeinsam ausgewertet: Welche Wörter haben die Gruppen gefunden? Was bedeuten diese Wörter? Wer kann welches Wort erklären?

Varianten:
Bei Klassen, in denen viele Kinder und Jugendliche Schwierigkeiten haben mit dem Schreiben, kann vorher eine Person ausgesucht werden, die Lust hat, für die ganze Gruppe zu schreiben.
Schwierige Buchstaben (wie X, Y oder Q) können weggelassen werden oder es dürfen auch Wörter gefunden werden, die diesen Buchstaben an irgendeiner Stelle haben und nicht nur am Anfang.

> Oft zeigt sich in dieser Übung, dass Kindern und Jugendlichen bereits viele Begriffe und Halbwahrheiten begegnet sind, die sie beschäftigen. Hier ist es wichtig, dass Sie als durchführende Lehrkraft die gesammelten Wörter gut aushalten können und gemeinsam mit den Schülerinnen und Schülern erklären und einordnen. Es geht nicht darum, dass Sie jedes Wort kennen und erklären können müssen, sondern dass sich die Kinder und Jugendlichen nicht sanktioniert fühlen, weil sie der Einladung gefolgt sind und Wörter aufgeschrieben haben, die sie im Kopf haben. Vielmehr geht es darum, zu diesen Wörtern und ihrem Wissen ins Gespräch zu kommen. Korrekte Rechtschreibung ist für diese Übung nicht wichtig.

3.1.5 **Synonyme sammeln** (alle Klassenstufen)

Worüber reden wir eigentlich? Wie sagt man eigentlich zu den Körperteilen „da unten"?

Meistens gehört eine große Zahl von Bezeichnungen für Geschlechtsorgane zum Vokabular im Schulalltag. Eine häufig erprobte Methode, um einen Einstieg zu schaffen und sich dabei dem Thema „Geschlechtsorgane" und auch Sprache anzunähern, ist „Synonyme sammeln".

Zeit: etwa 20–45 Minuten

Material: große Bögen Papier oder viele Zettel, Stifte

Ziel: Aktivität, Spaß, Sprachfähigkeit, Sensibilisierung

Methode: Sie könnten in die Übung einsteigen, indem Sie Ihrer Klasse sagen, dass Sie als Lehrkraft wissen, dass die Klasse sehr viele Begriffe für die menschlichen Geschlechtsorgane kennt und dass jetzt die Möglichkeit besteht, alle Begriffe, die den Schülerinnen und Schülern dazu einfallen oder die sie dazu schon mal gehört haben könnten (ob absichtlich oder nicht), anonym in Gruppen zu sammeln. Dabei ist es nicht wichtig, dass sie das Wort erklären können oder ob es ein „gutes" Wort ist. Es ist wichtig, darauf hinzuweisen, dass es nicht darum geht, etwas zu bewerten. Die gesammelten Begriffe können dann entweder in Kleingruppen auf großen Plakaten (z. B. Flipchartpapier) gesammelt oder auf Moderationskarten geschrieben werden. Anschließend können die Plakate in die Mitte bzw. die Moderationskarten galerieartig neben Symbole gelegt werden.
Auswertungsmöglichkeiten:
Die Klasse kann zunächst die Galerie besichtigen und die Begriffe dabei auch amüsiert zur Kenntnis nehmen. Solange niemand bloßgestellt oder beleidigt wird, ist Albernheit bei diesem Thema durchaus nachvollziehbar und völlig in Ordnung. Das Thema kann und darf Spaß machen.

Anschließend können Sie die Methode auf verschiedene Weise auswerten:

- Was fällt euch auf bei diesen gesammelten Wörtern? Klingen die für euch unterschiedlich?
- Gibt es Unterschiede bei den Begriffen für die männlichen und die weiblichen Körperteile?
- Welche Wörter findet ihr angenehm, welche nicht?
- Empfinden das alle so oder gibt es da Unterschiede? Empfinden das vielleicht die Jungen und Mädchen unterschiedlich? Warum?
- Welche Wörter würdet ihr in welcher Situation benutzen: z. B. beim Arzt / bei der Ärztin oder wenn ihr euch mit Freunden unterhaltet?
- Welche Begriffe wollen wir im Unterricht benutzen?

Vorsicht vor eigenen Wertungen im Gespräch mit der Klasse: Es ist wichtig, gemeinsam mit der Klasse zu entscheiden, welche Begriffe für angemessen gehalten werden. Aussagen wie „Dieses Wort ist eklig" sollten vermieden werden, denn vielleicht ist ein Kind dabei, dass diesen Begriff zu Hause so kennengelernt hat. Die eigene Meinung einzubeziehen, kann dennoch sinnvoll sein, wenn dabei gleichzeitig klar gemacht wird, dass es sich um das eigene Empfinden handelt und andere Meinungen oder anderer Sprachgebrauch durchaus in Ordnung sind. Sollte es einige Kinder geben, die einen Begriff nutzen wollen, den andere als beleidigend empfinden, kann das erneut als Gesprächsgrundlage genutzt werden: Warum empfinden diesen Begriff manche als Beleidigung? Wäre es dann gut, dass zu respektieren? Wie wollen wir als Klasse damit umgehen?

3.1.6 **Schimpfwörteranalyse** (Klasse 5–7)

Überall fliegen ständig Schimpfwörter herum, vor allem in der Schule. Das kann sehr anstrengend sein und wird von vielen Lehrerinnen und Lehrern als abstoßend und nervend empfunden. Diese Schimpfwörter wird es im schulischen Kontext und im jugendlichen Sprachgebrauch wohl immer geben, sie wandeln sich und sie werden nie ganz verschwinden. Aber man kann sie sich ja mal genauer ansehen, am besten mit den Kindern und Jugendlichen zusammen. Denn für sie ist es eine Herausforderung, mit (den manchmal tagtäglichen) Beleidigungen und Angriffen umzugehen. Das macht jede Person unterschiedlich: Manche ertragen oder ignorieren, manche schlagen zurück und reagieren mit heftiger Gegenwehr oder verbaler Aufrüstung. Indem die Wörter durch Erwachsene sachlich erklärt werden, kann ihnen etwas von ihrer Schlagkraft genommen und Kinder, die unter den Wörtern leiden, gestärkt werden.

Zeit: etwa 30–60 Minuten

Material: Tafel und Kreide oder Zettel und Stifte

Ziel: Welches Wort wie sehr trifft oder wie schwer eine Beleidigung wiegt, wird von allen Kindern und Jugendlichen sehr unterschiedlich wahrgenommen.
Die „Schimpfwörteranalyse“ soll helfen, Wörter einerseits einzuordnen und ihnen damit etwas von ihrer Schlagkraft und Ruchlosigkeit zu nehmen bzw. sie in ihrer Bedeutung einfach mal zu beleuchten: Wen oder was beleidigen wir hier eigentlich? Andererseits soll die Übung aber auch zum Austausch anregen, wie unterschiedlich diese Wörter empfunden werden, wie die einzelnen Personen damit umgehen und ob es vielleicht auch andere Möglichkeiten des Umgangs damit in der Klasse geben kann.

Methode: Schritt 1
Finden Sie zunächst eine Einführung ins Thema (z. B.: „Ich weiß, dass in der Schule immer sehr viele Beleidigungen und Schimpfwörter verwendet werden und ihr alle schon viele davon gehört habt. Meistens sagen wir Lehrkräfte dann, dass ihr das nicht sagen sollt. Heute würde ich mir die gern mal genauer mit euch ansehen, weil viele der Wörter vielleicht was mit unserem Thema zu tun haben. Deswegen möchte ich mit euch solche Schimpfwörter sammeln. Welche fallen euch ein?“) Achtung dabei vor Beleidigungen einzelner Personen! Sammeln Sie anschließend mit der Klasse Schimpfwörter, die die Schülerinnen und Schüler kennen. Sie können an die Tafel oder auf Zettel geschrieben werden.

Schritt 2
Hier können Sie die Kompetenz und Erfahrung der Klasse nutzen. Überlegen Sie mit der Klasse gemeinsam: Wer kann etwas über diese Wörter sagen? Wer weiß, was einzelne dieser Wörter bedeuten?

Schritt 3
Jetzt geht es um die Gefühlsebene. Fragen Sie nun die Klasse: Wie empfindet ihr diese Wörter? Welches ist schmerzhaft, welches ist leichter, welches geht gar nicht?
Hier können Sie der Klasse die Möglichkeit geben, besonders „schwere“ Wörter zu markieren und dann auszuwerten, welche Wörter als besonders belastend oder unangenehm empfunden werden und warum.

Schritt 4

Im letzten Schritt geht es um die Analyse der Wörter. Damit können diese Wörter ein ganzes Stück normalisiert und auch entmachtet werden.
Fragen Sie dazu die Klasse: Was denkt ihr: Wer wird mit diesem Wort eigentlich beleidigt? Und warum? Fallen euch auch Schimpfwörter ein, die nichts mit Sexualität zu tun haben oder nicht ein Geschlecht abwerten?

Ab Seite 28 finden Sie einige Erklärungsanregungen für besonders häufige Schimpfwörter. Diese können Sie der Klasse vorlesen und danach diskutieren.

Manchmal gibt es bereits Kinder im Kindergarten- oder Grundschulalter, die mit besonderer Vorliebe sexualisierte Wörter benutzen. Warum werden besonders solche Schimpfwörter gern genutzt? Die Motive können sehr vielfältig sein.
Sexuelle Wörter sind besonders reizvoll, u.a. aus den weiter oben bereits genannten Gründen: Das Thema Sexualität ist einerseits überall, konfrontiert Kinder in vielen Bereichen ihres Lebens und präsentiert sich dabei in teilweise überfordernden und verwirrenden Darstellungen. Andererseits stellen Kinder schnell fest, dass viele Erwachsene zwar Tabus aussprechen und teils heftig und hilflos auf das Thema reagieren, dass sie aber oft nicht souverän dazu ins Gespräch gehen können. Es ist für Kinder also eine effiziente Möglichkeit, auf sich aufmerksam zu machen, Wirkung zu erzielen, Wut auszudrücken und Emotionen herzustellen und letztlich den Erwachsenen die eigenen Ungereimtheiten ihrer Welt vorzuführen. Da besonders Jungen häufig mit Pornografie und Gewalt konfrontiert werden oder sich (z.B. aus Neugier oder aus Konformitätsgründen) selbst damit konfrontieren (müssen), ist es oft aber auch Gesprächsbedarf, der mit diesem Verhalten kommuniziert wird: „Erklär mir doch bitte, was das alles ist und wie ich das verstehen soll.“ Bleiben die Erfahrungen uneingeordnet, kann das dazu führen, dass Kinder solche Wörter und die daran hängende soziale Wirkung und Ruchlosigkeit nutzen, um andere Kinder damit zu dominieren. Das passiert oft durch Begriffe aus der Pornografie. In einigen Fällen sind die genutzten Wörter auch bekannt aus dem elterlichen Umfeld. In diesem Fall ist es besonders schwierig für Kinder, denn die Eltern sind Vorbilder und Menschen, deren Bindung und Anerkennung ein Kind sich wünscht und die es braucht. Es kann sein, dass Kinder in Loyalitätskonflikte kommen, wenn z.B. der eigene Vater pornografisch und abwertend spricht, der Rest der Umgebung das Kind aber für dieses Verhalten (und damit für seine Erfahrung) tadelt und ausschließt. Hier ist es besonders wichtig, die Erfahrung des Kindes anzuerkennen und nicht zu negieren oder zu werten, sondern ihm, z.B. in der oben beschriebenen Methode, eigene Möglichkeiten der Orientierung zu geben.

Schimpfwörteranalyse – Erklärungsversuche für ein paar besonders häufige Schimpfworte

Wichser

Dieses Wort ist eigentlich eine Bezeichnung für etwas Angenehmes, nämlich für Selbstbefriedigung. Bei diesem Wort meint man meistens, dass ein Junge sich selbst befriedigt. Selbstbefriedigung ist, wenn Menschen sich selbst an den Geschlechtsorganen berühren, sodass es sich schön anfühlt, oder an etwas denken, das sie erregend finden. Es gibt noch sehr viele andere Wörter dafür. Also eigentlich ist es keine Beleidigung, denn es bedeutet, dass eine Person etwas tut, was sich sehr gut anfühlt. Früher hat das Wort noch etwas anderes bedeutet, nämlich Schuhe putzen oder bohnern.

Schwuchtel

Dieses Wort beleidigt etwas, das fast alle Menschen kennen und brauchen, nämlich das Gefühl, eine Person zu lieben oder geliebt zu werden. Mit diesem Wort werden Männer beleidigt, die Männer lieben. Manchmal ist es auch eine Beleidigung für Männer, die Nagellack tragen oder verschiedene Stile ausprobieren, wie sie sich kleiden und wie sie aussehen wollen. Vielleicht gibt es dieses Wort deswegen, weil lange viel Unsinn über Liebe zwischen Männern erzählt wurde. Aber kein Mensch kann dafür beleidigt werden, wen er liebt. Denn es sucht sich niemand aus, in wen er sich verliebt. Wie du aussehen willst, wie du dich kleidest, was du magst und was dich interessiert, ist deine ganz eigene Sache. Niemand anderes kann dir das vorschreiben und das ist nichts, wofür eine Person beleidigt werden kann.

Hure/Nutte

Das ist eine Bezeichnung für eine Person (meistens eine Frau), die Geld verdient, indem sie mit anderen Personen Sex hat. Es gibt auch andere Bezeichnungen dafür, z. B. Prostituierte oder Sexarbeiterin. Es gibt auch Männer, die diesen Beruf machen. Die heißen dann z. B. Stricher oder Sexarbeiter. Sexarbeit ist in Deutschland seit einigen Jahren ein anerkannter Beruf. Manche Menschen suchen sich diese Arbeit nicht freiwillig aus. Grundsätzlich ist es merkwürdig, dass Menschen sich mit der Bezeichnung für diesen Beruf beleidigen. Man sagt auch nicht „Du Lehrerin!". Vielleicht liegt es daran, dass Sex lange Zeit einen schlechten Ruf hatte und Leute Sex, insbesondere Sex gegen Geld, als etwas Schmutziges empfinden. Vielleicht werden deswegen Menschen beleidigt, die diesen Beruf ausüben. Aber wenn sich Kinder damit beleidigen, ergibt das streng genommen gar keinen Sinn: Denn erstens haben Kinder noch gar keinen Beruf und zweitens dürfen Kinder keinen Sex haben, selbstverständlich auch nicht, wenn ihnen Geld angeboten wird. Damit würde sich jede Person strafbar machen.

Hurensohn

Bei diesem Wort wird auf den ersten Blick ein Junge beleidigt. Es wird gesagt: „Du bist der Sohn einer Hure." Aber auf den zweiten Blick wird eigentlich eine Frau angesprochen, nämlich die Mutter des Jungen. Sie wird als „Hure" bezeichnet. „Hure" ist eine (abwertende) Bezeichnung für eine Person, meistens eine Frau, die Geld damit verdient, indem sie Sex mit anderen Personen hat. Wenn man jemandem mit diesem Ausdruck beleidigt, sagt man: „Du bist nicht anständig." Es ist verständlich, dass diese Beleidigung wehtut. Keiner möchte gern hören, dass die eigenen Eltern beleidigt werden. Es ist aber merkwürdig, dass ausgerechnet die Bezeichnung für diesen Beruf eine Beleidigung ist. Man sagt auch nicht: „Du Lehrertochter!" Vielleicht liegt das daran, dass Sex etwas ist, das lange als unanständig gesehen wurde.

Fick deine Mutter

Diese Beleidigung ist ein bisschen kompliziert. Also zunächst ist „ficken" ein Wort für Geschlechtsverkehr. Es gibt sehr viele Wörter dafür, z. B. Sex haben, miteinander schlafen, Liebe machen usw. Das Wort „ficken" empfinden viele Menschen als unangenehm. Da Kinder aber eh keinen Sex haben dürfen und erst recht nicht mit den eigenen Eltern, macht die Aussage wenig Sinn. Da mit der Aussage vor allem die Mutter des Kindes beleidigt oder ihr sogar Gewalt angedroht wird, was natürlich niemand gern möchte, ist es verständlich, dass diese Beleidigung wehtut.

3.2 Körperwissen

In diesem Abschnitt geht es um die anschauliche und verständliche Vermittlung von biologischen Informationen und Körperwissen. Er ist angereichert mit Fakten, die sonst oft unter den Tisch fallen, deswegen aber nicht weniger interessant und wichtig sind.

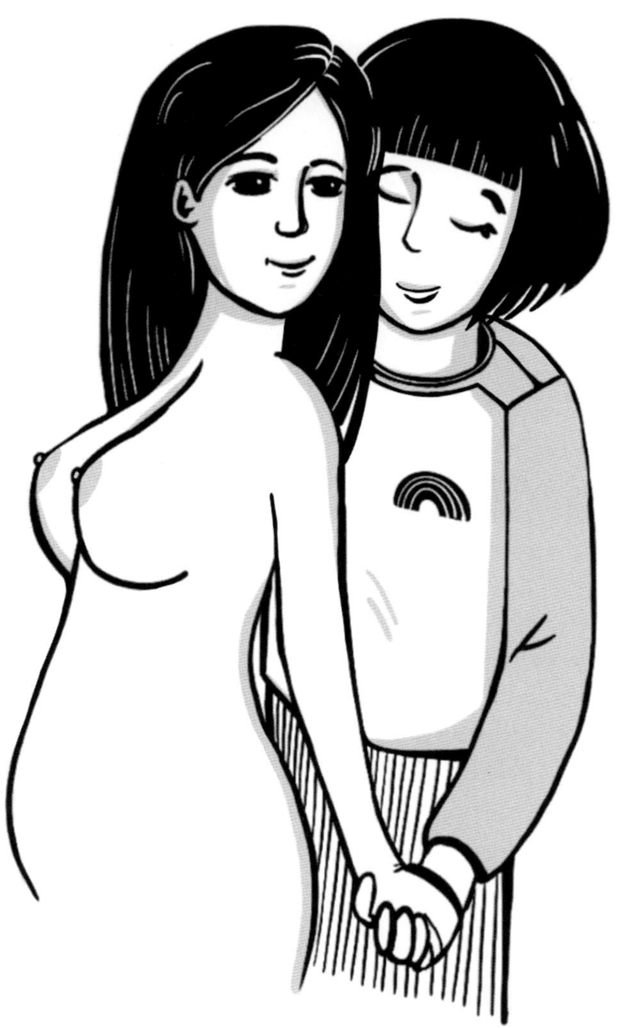

3.2.1 Wo kommst du her? Zeugung und Befruchtung (Klasse 5 und 6)

Hintergründe und Wissenswertes für Lehrkräfte

Die Frage „Wo komme ich her?" ist für die meisten Kinder wahnsinnig spannend. Viele Kinder haben schon einiges darüber gehört, aber trotzdem stellen sie sich immer wieder Fragen, wie das eigentlich passiert. Es bleibt für Kinder etwas Zauberhaftes und Staunenswertes.
Dieses Kapitel beschreibt, wie ein Kind beim Geschlechtsverkehr zwischen Mann und Frau entsteht. Zunehmend mehr Kinder in den Schulklassen haben aber vielleicht eine andere Geschichte als die „klassische" und sind auf unterschiedliche Art und Weise entstanden. Vielleicht haben auch Sie in Ihrer Klasse Kinder, die mit künstlicher Befruchtung entstanden sind, adoptiert wurden oder deren Eltern schwanger geworden / sie bekommen haben durch eine Samenspende usw. Es ist daher sehr sinnvoll, verschiedene Möglichkeiten zu besprechen, wie ein Kind zu seinen Eltern kommen kann, ohne dabei etwas zur Norm zu erheben und anderes als Abweichung zu betrachten. Das heißt, sagen Sie lieber „Kinder können auf ganz verschiedene Art und Weise entstehen und auf die Welt kommen. Familien können ganz unterschiedlich aussehen" statt „Kinder entstehen, weil Mann und Frau sich lieben und miteinander schlafen. Nach neun Monaten wird das Baby geboren".

Kinder nehmen sehr viele Informationen aus ihrer Umgebung auf und haben oft schon viel gehört rund um Schwangerschaft, Geburt und Kinderkriegen. Es bietet sich daher an, auf diesen Erfahrungen aufzubauen und gemeinsam zu sammeln, welche Möglichkeiten sie kennen, wie ein Baby entsteht oder zu seinen Eltern kommen kann: Was habt ihr schon gehört? Kaiserschnitt, Adoption, künstliche Befruchtung, Samenspende, Stiefeltern/-familie, Pflege, Babyklappe ...

Ein paar Hinweise zur Sprache:
Manche Kinder platzen in dem Thema mit der Aussage heraus: „Ich war ein Unfall, hat meine Mama gesagt!" Es kann passieren, dass Kinder von ihren Eltern erfahren haben, dass es zunächst gar nicht leicht war, sich zu freuen, als sie von der Schwangerschaft erfahren haben, oder die die Erfahrung nicht teilen, dass Eltern sich immer unbändig über ihr Kind freuen und es lieben. Daher ist auch hier eine sensible Sprache wichtig: „Ja, das passiert manchmal, dass die Eltern vielleicht gar nicht beabsichtigt haben, dass sie ein Kind bekommen. Manche sind dann erst mal erschrocken: Schaffen wir das denn überhaupt? Denn ein Kind ist ja auch eine große, neue Aufgabe. Aber meistens freuen sie sich dann und lieben ihr Kind. Es gibt aber auch Eltern, die Hilfe brauchen dabei, sich um ihr Kind zu kümmern, weil sie es allein nicht schaffen. Aber egal wie es bei euch ist: Es ist toll, dass ihr entstanden seid."

AB: Wie entsteht ein Baby?

Damit ein Baby entsteht, braucht es immer eine Eizelle und eine Samenzelle. Wie diese beiden zusammenkommen, dafür gibt es verschiedene Möglichkeiten. Schauen wir uns als Erstes die Möglichkeit an, dass eine Frau und ein Mann miteinander schlafen. Man kann dazu auch sagen: Geschlechtsverkehr haben oder Sex haben.

Was passiert im Körper der beiden, wenn eine Frau und ein Mann miteinander schlafen? Meistens beginnt es damit, dass zwei Menschen ein Lustgefühl bekommen. Sie haben dann Lust aufeinander und darauf, sich nahe zu sein. Dieses Lustgefühl können Menschen sehr genau spüren: Es ist oft ein schönes, aufregendes und kribbeliges Gefühl. Es kann sein, dass das Herz schnell klopft und dass es in der Vagina oder im Penis kribbelt und pocht. Manchmal haben die beiden dann Lust, sich zu streicheln und zu schmusen, herumzutoben und albern zu sein, sich zu küssen und sich ganz eng aneinanderzuschmiegen.

Dabei kann die Lust entstehen, miteinander Sex zu haben, indem der Penis in die Vagina gleitet. Das spüren der Mann und die Frau, indem sie ein aufregendes, kribbelndes Gefühl im Penis oder in der Vagina und der Klitoris fühlen. Der Penis kann dabei groß und steif werden. Die Vagina kann feuchter und weiter werden und die Klitoris ebenfalls größer und sehr empfindlich für Berührungen. Wenn beide Lust darauf haben, kann die Vagina den Penis in sich aufnehmen. Dann können die beiden das Gefühl genießen, ganz nah beieinander zu sein.
Ob das nur ein paar Minuten dauert oder länger, kann ganz unterschiedlich sein. Die beiden machen das, was sich gut anfühlt. Viele Menschen machen dabei Geräusche, weil es sich schön und lustvoll anfühlt. Manchmal hat eine Person oder sogar beide einen Orgasmus. Ein Orgasmus entsteht, wenn das kribbelige Gefühl im Penis und in der Klitoris stärker wird und wenn es sich bis zu einem Höhepunkt steigert. Der Orgasmus kann ein sehr starkes Gefühl sein, das durch den ganzen Körper geht. Danach fühlen sich viele Menschen ganz entspannt und zufrieden.
Bei einem Mann kommt dabei meistens eine weiße Flüssigkeit aus dem Penis. Das ist das Sperma oder der Samen, der mit der Eizelle im Bauch der Frau zusammen ein Kind zeugen kann.

Hier kannst du sehen, wie das z. B. aussieht:

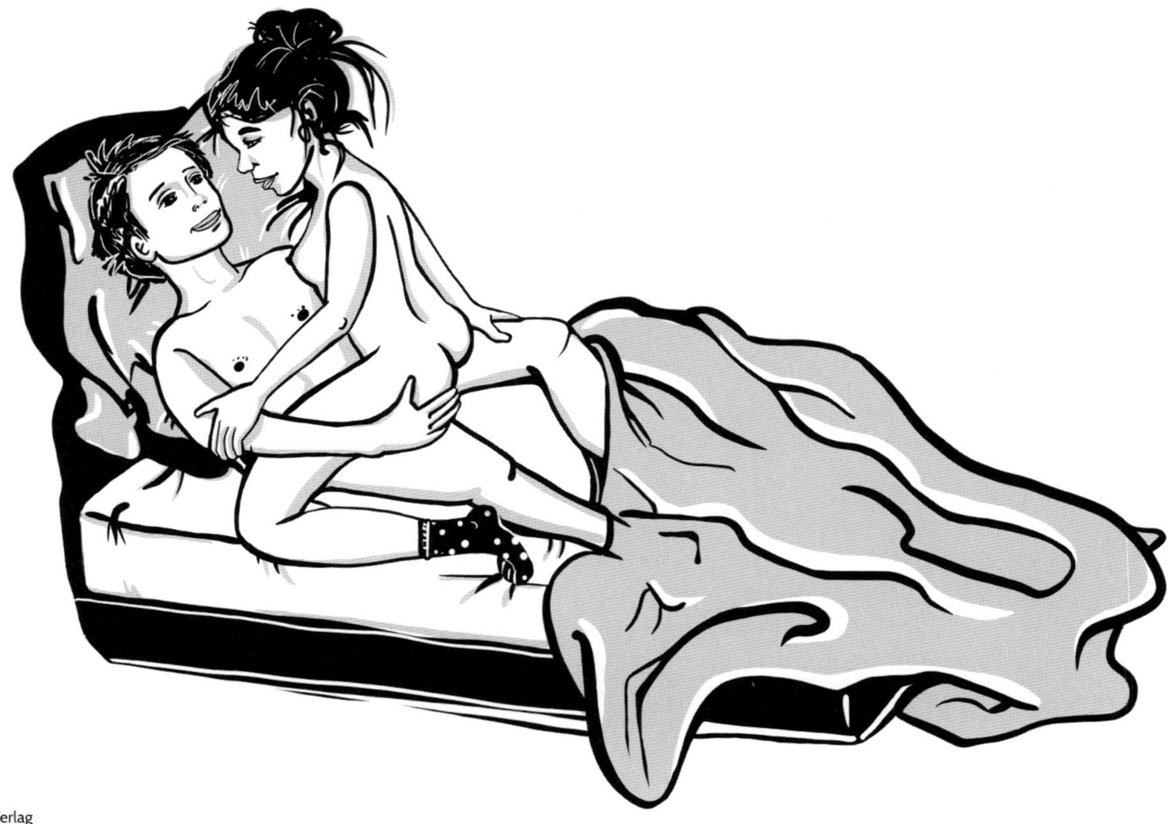

AB: Geschlechtsverkehr – das passiert dabei von innen gesehen

Hier kannst du sehen, wie es von innen aussieht, wenn eine Frau und ein Mann miteinander schlafen. Auf diesem Bild kommt gerade der Samen aus den Hoden des Mannes durch den Penis in die Vagina der Frau. Von dort machen sich die Samenzellen auf den Weg in die Gebärmutter und die Eileiter. Vielleicht ist dort gerade eine Eizelle, aus der ein Baby entstehen kann.

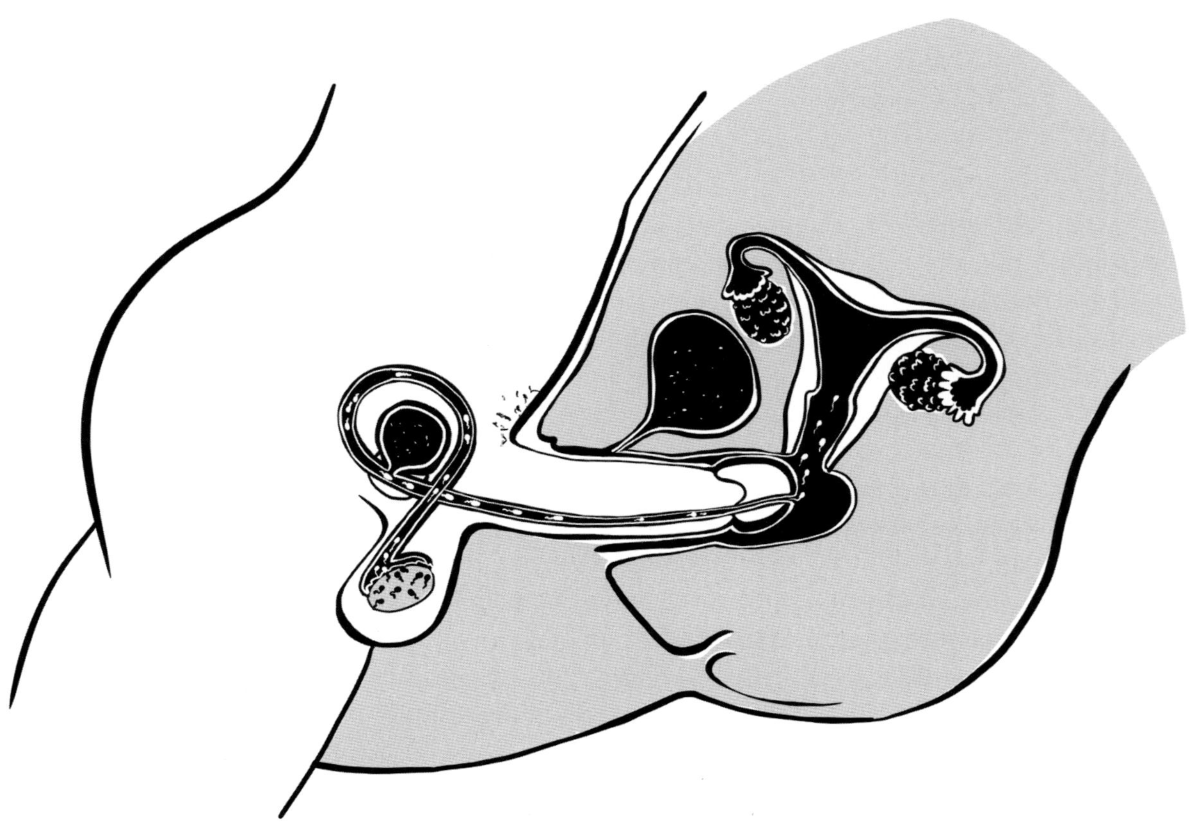

Aufgabe:

Bezeichne die Teile bei Mann und Frau. Schreibe die folgenden Begriffe an die Zeichnung. Was gehört wohin?

Penis *Hoden* *Samenleiter* *Samenzellen*

Vagina *Gebärmutter* *Eileiter* *Eierstöcke*

AB: Befruchtung – Eizelle und Samenzelle treffen sich

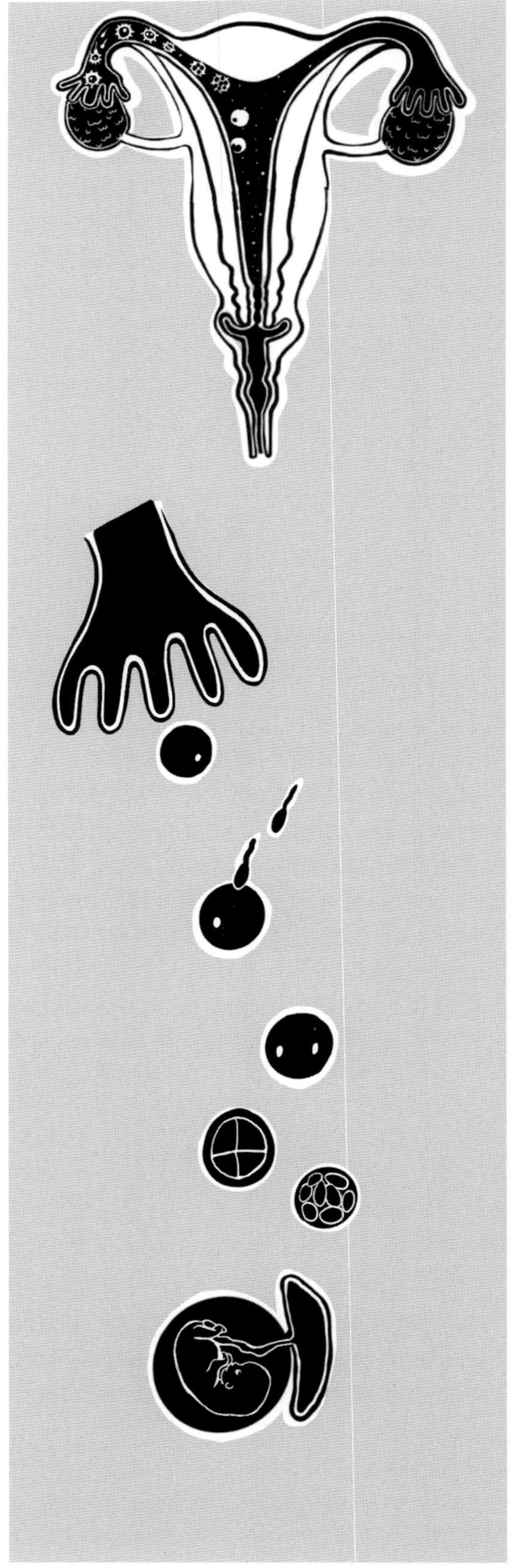

Wenn zwei Menschen miteinander Sex haben, kann es also sein, dass sich eine Eizelle und eine Samenzelle treffen. Dann kann ein Baby entstehen. Was passiert da genau?

Schau mal auf dem Bild: Ganz oben siehst du eine Gebärmutter mit ihren Eileitern und Eierstöcken.

Jeden Monat wird in den Eierstöcken der Frau ein Ei reif. Wenn es ganz reif ist, springt es in den Eileiter.

Darunter siehst du das mal in Großaufnahme: Das Ei springt in den Eileiter. Dort wird es befruchtet von einer Samenzelle. Sofort beginnt die befruchtete Eizelle mit der Arbeit: Sie fängt an, sich zu teilen.

Nun teilt sich die Eizelle ständig weiter. Es entstehen immer mehr Zellen und die Eizelle wird zu einem Embryo. Dieser Embryo nistet sich ein paar Tage nach der Befruchtung ganz fest in der Gebärmutter ein. Dann ist die Frau schwanger.

In der Gebärmutter wächst er immer weiter. Nach ein paar Wochen sieht der Embryo schon aus wie ein winzig kleiner Mensch. Er wird über eine Nabelschnur über den Blutkreislauf der Mutter mit allem versorgt, was er braucht.

Es gibt aber verschiedene Möglichkeiten, wie ein Baby entstehen kann. Nicht alle entstehen dadurch, dass zwei Menschen miteinander schlafen.
Manchmal helfen sich Paare auch untereinander, z. B. durch eine Samenspende. Dabei bekommt die Frau den Samen von einem Mann in einem Becher und kann den Samen dann selbst in ihre Vagina einführen.
Manchmal muss auch eine Ärztin oder ein Arzt dabei helfen, dass die Eizelle und die Samenzelle zusammenkommen. Das nennt man künstliche Befruchtung. Das kann z. B. dann passieren, wenn die Samenzellen krank sind und sich nicht gut bewegen können oder wenn der Eileiter bei der Frau kaputt ist und keine Eizelle mehr hindurchwandern kann.
Und manchmal gibt es auch Kinder, die kommen auf die Welt und ihre Eltern schaffen es nicht alleine, ihr Kind zu versorgen. Dann kommt das Kind z. B. in eine Pflegefamilie oder lebt in einer WG. Manche Kinder werden auch von anderen Eltern adoptiert und gehören dann ganz zu dieser neuen Familie.
Aber egal wie du entstanden bist, wie du zu deinen Eltern gekommen bist oder in was für einer Familie du lebst: Immer haben sich dafür eine Eizelle und eine Samenzelle getroffen. Und dann bist genau du entstanden!

AB: Wie entstehen Zwillinge?

Manchmal entstehen auch Zwillinge. Bestimmt hast du das schon einmal gehört oder kennst sogar Zwillinge?! Es gibt zwei verschiedene Möglichkeiten bei Zwillingen: eineiige und zweieiige Zwillinge.
Eineiige Zwillinge sehen genau gleich aus und sie sind auch immer entweder zwei Mädchen oder zwei Jungen.
Und dann gibt es Zwillinge, die waren zwar zusammen im Bauch, sehen aber unterschiedlich aus. Das sind zweieiige Zwillinge.

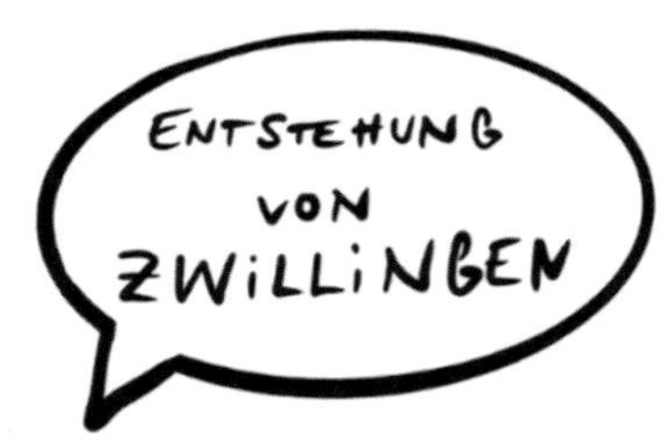

Aber warum ist das so? Und was genau passiert da?

Schauen wir uns mal an, was passiert, wenn aus einem Ei zwei Kinder entstehen, also eineiige Zwillinge.
Dabei wird zuerst wieder eine einzige Eizelle von einer Samenzelle befruchtet, weil sie gerade reif ist und im Eileiter der Frau auf die Samenzelle wartet. Diese Eizelle beginnt sich auch wieder zu teilen und zu wachsen. Aber dann passiert etwas Erstaunliches: Zu einem bestimmten Zeitpunkt, wenn sich unsere Eizelle bereits ein paarmal geteilt hat, teilt sich diese Eizelle plötzlich in zwei ganz gleiche Hälften auf.

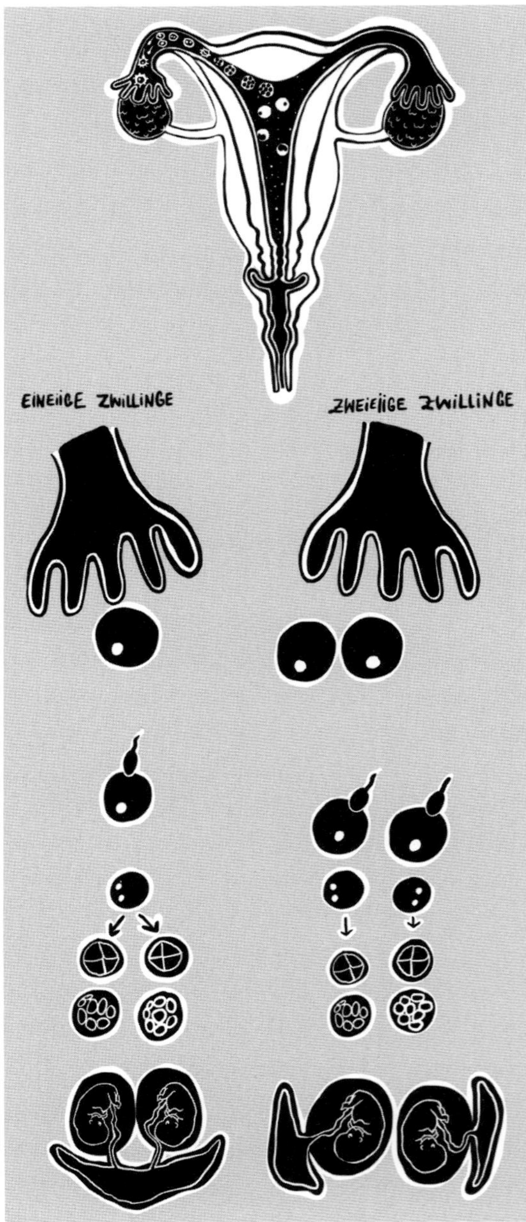

Diese beiden gleichen Hälften wachsen und teilen sich dann immer weiter. Sie werden zu zwei Embryos, die sich in der Gebärmutter einnisten. Sie werden über die Nabelschnur versorgt und werden zu zwei Kindern im Bauch. Aber das sind zwei besondere Kinder: Zwei, die fast gleich aussehen, denn sie sind ja aus einer einzigen Eizelle und einer einzigen Samenzelle entstanden.
Diese Kinder sind dann z.B. immer zwei schwarzhaarige Mädchen oder zwei blonde Jungen mit Sommersprossen.

Bei zweieiigen Zwillingen ist das etwas anders. Schon das Wort sagt es: zweieiig. Also gibt es zwei reife Eizellen im Bauch der Frau und die können beide befruchtet werden. Diese beiden verschiedenen Eizellen entwickeln sich dann zu zwei ganz verschiedenen Kindern: Vielleicht ist das eine ein Mädchen mit schwarzen Locken und das andere ist ein Junge mit braunen Haaren.

Wenn sogar noch mehr Eizellen reif sind, können auch Drillinge oder Vierlinge entstehen, aber das passiert sehr selten. Denn dann wird der Platz im Bauch ganz schön knapp.

Hast du dich schon mal gefragt, wie groß so eine Eizelle eigentlich ist?
Hier kannst du es sehen: so groß wie der Punkt neben dem Nadelkopf.

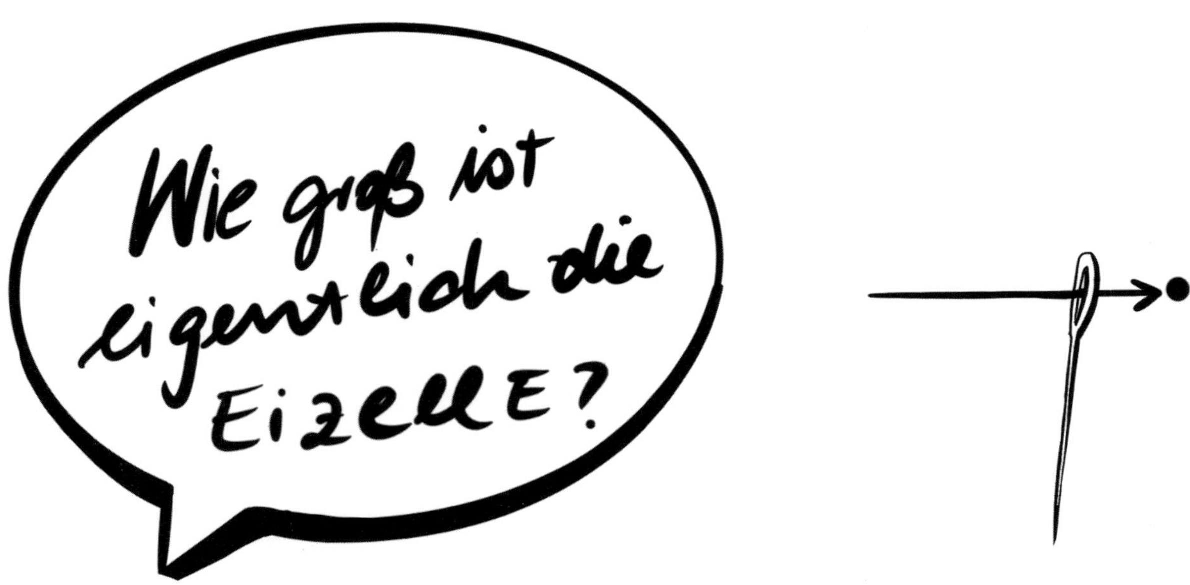

Wenn man sich vorstellt, dass wir alle aus so einer winzigen Eizelle und einer noch winzigeren Samenzelle entstanden sind, dann ist das schon ein Wunder, oder?

Aufgaben:

1 Wie wird das Baby im Bauch versorgt? Kann es im Bauch atmen?
2. Wie entstehen Zwillinge?
3. Welche zwei Arten von Zwillingen gibt es?
4. Was ist der Unterschied zwischen den beiden?

3.2.2 Junge oder Mädchen oder ...? Entwicklung der Geschlechtsorgane in der Schwangerschaft

Hintergründe und Wissenswertes für Lehrkräfte

Nichts prägt unser Leben so sehr, wie die Zuordnung zu einem Geschlecht: Es ist ein Junge! Es ist ein Mädchen! Das ist einer der entscheidendsten Sätze, der unser weiteres Leben bestimmen wird.
Die heute in unserer Gesellschaft vorherrschende Sicht auf Geschlecht ist eine sehr dichotome, das heißt, Mann und Frau werden als zwei gegensätzliche und sich grundsätzlich unterscheidende Konzepte verstanden, die sich diametral entgegengesetzt sind und sich ergänzen. Das Männliche ist in dieser Sichtweise oft aktiv, stark und rational, das Weibliche gilt eher als passiv, weich und emotional. Auch auf die Geschlechtsorgane bezieht sich diese Sichtweise: Das männliche Geschlechtsorgan gilt eher als aktiv und eindringlich (und in der allgemeinen Denkweise auch sexuell aktiver), während das weibliche aufnehmend, passiv und weniger begehrlich gesehen wird.
Geschlecht war nicht immer oder in jeder Gesellschaft als zwei gegensätzliche Pole gedacht. Im Mittelalter beispielsweise glaubte man, die Frau hätte lediglich einen nach innen gestülpten Penis. Und auch für Menschen, deren Geschlecht weder männlich noch weiblich ist, gab und gibt es in vielen Gesellschaften oder historischen Abschnitten Begriffe. Vor allem seit der Entstehung der katholischen Kirche ist die gegensätzliche Denkweise der Geschlechter verstärkt präsent, oft mit einer systematischen Unterordnung des Weiblichen unter das Männliche. Erst seit dem 20. Jahrhundert hat ein Geschlechtsorgan, das die Medizin nicht eindeutig dem Männlichen oder Weiblichen zuordnen kann, im medizinischen Kontext Krankheitswert. Bis heute werden geschlechtszuweisende Operationen durchgeführt, die in den allermeisten Fällen in keiner Weise medizinisch notwendig sind. Sie werden gemacht, weil vor allem die Eltern Angst davor haben, dass ihr Kind nicht „normal" sein könnte. Aber diese Operationen lösen bei den betroffenen Personen oft lebenslanges körperliches und psychoemotionales Leid aus.
Geschlechtsorgane und ihre Ausprägung eher als ein Spektrum zu betrachten und nicht als richtige oder falsche Entsprechungen einer Norm, könnte vielleicht ein Weg sein, dies zu beenden und weniger Angst vor „Abweichung" aufkommen zu lassen.
Wie Geschlecht definiert wird, was gesellschaftlich denkbar ist und was nicht und wie die Rollen von Männern und Frauen beschrieben werden, wandelt sich also stetig. Biologisch betrachtet unterscheiden sich zwar die Genitalien von erwachsenen Menschen, Männern und Frauen, sehr deutlich. Die Ausgangslage ist bei beiden aber sehr ähnlich. Auch die Möglichkeiten, wie sich die Geschlechter differenzieren, sind so vielfältig, dass es eher eine riesige Vielzahl von individuellen Ausformungen gibt als die eine Norm. Das gilt sowohl für die Form und Gestaltung der Geschlechtsorgane und Geschlechtsmerkmale innen und außen als auch für die gesamte körperliche Erscheinung oder Zusammenstellung von Eigenschaften.
Bis zur 8. Schwangerschaftswoche ist noch nicht erkennbar, „was es wird". Die äußeren Genitalien des Embryos sind noch nicht ausreichend differenziert. Während der Schwangerschaft entwickeln sich aus einer undifferenzierten Geschlechtsanlage unter dem Einfluss vieler Komponenten die inneren und äußeren Geschlechtsorgane.
Am Anfang entwickeln sich Strukturen, die eine nicht differenzierte Geschlechtsanlage werden und die sich erst später im Verlauf der Schwangerschaft unter dem Einfluss von Hormonen differenzieren. Von sich aus würden sich meist eine Vagina und Eierstöcke entwickeln. Der Anstoß zur Einwicklung von Penis und Hoden kommt vor allem vom Vorhandensein des Y-Chromosoms. Gleichzeitig entwickeln sich im Inneren aller Embryos die sogenannten Müller'schen Gänge, sozusagen der Ur-Uterus. Dieser verändert sich später in der weiblichen Entwicklung weiter zur Gebärmutterhöhle und zu Eileitern, in der männlichen Entwicklung verkümmern diese Anlagen in den meisten Fällen.
Die Eizelle trägt ein X-Chromosom. Ob ein Embryo eine weibliche oder männliche Entwicklung nimmt, hängt zunächst davon ab, ob die Samenzelle ein Y-Chromosom enthält. Dann ist es wahrscheinlich, dass der Embryo Hoden entwickelt, die Testosteron produzieren, die dann zur weiteren männlichen Entwicklung der Geschlechtsanlagen beitragen. Die Gene spielen dabei aber nicht die Hauptrolle, son-

dern eine Vielzahl anderer komplexer Prozesse. Aber auch wenn dies der Fall ist, wenn also bei der Befruchtung ein X- und ein Y-Chromosom zusammenkommen, muss das nicht bedeuten, dass eine Entwicklung zu Hoden und Penis angestoßen wird.
Der Prozess der Geschlechtsdifferenzierung ist weitaus komplexer und abhängig von vielen Faktoren. So kann es sein, dass bestimmte Hormone nicht aufgenommen werden und die männliche Entwicklung nicht in Gang kommt. Dann können sich trotz eines Y-Chromosoms weibliche Genitalien entwickeln. Ungefähr in der Hälfte des vierten Monats ist die Differenzierung äußerlich abgeschlossen. Aber dann ist die geschlechtliche Entwicklung und Differenzierung noch nicht komplett. Erst nach der Pubertät ist dieser Prozess vollständig und auch in der Pubertät kann durch den Einfluss von Geschlechtshormonen eine vielfältige Entwicklung angestoßen werden.

In diesem Kapitel wird der Prozess der Entwicklung der Geschlechtsorgane als ein Spektrum beschrieben. Viele Kinder und Jugendliche haben ein sehr normiertes Bild von einem „normalen" Geschlechtsorgan. Aber das gibt es nicht, im Laufe des Differenzierungsprozesses entstehen sehr individuelle Organe mit sehr individuellen Ausprägungen und Phänotypen.

Aus der Klitoris wird z. B. der Penisschaft. Die von außen sichtbare Klitorisperle oder -eichel kann sehr unterschiedlich groß sein. Im Inneren liegen ihre Schenkel und Schwellkörper, die ähnlich groß sind wie die Schwellkörper des Penis.
Die äußeren Lippen der Vulva werden bei einer männlichen Entwicklung zum Hodensack und die Eierstöcke entwickeln sich bei Jungen zu den Hoden. Am Anfang haben wir alle die Anlagen eines Uterus, die Müller'schen Gänge. Bei Jungen bilden sich diese meist ganz zurück, bei Mädchen entsteht daraus die Gebärmutterhöhle.
Für Kinder ist es oft eine sehr spannende Perspektive zu erfahren, dass sich die Geschlechtsorgane in manchen Punkten sehr ähnlich sind. Vor allem Mädchen, die häufig noch hören, „Mädchen haben da nichts" oder in Kinderbüchern nur einen gezeichneten Strich sehen können, kann diese Sichtweise sehr bestärkend sein.
Werfen Sie doch mal einen Blick in Kinderbücher, in denen der Körper erklärt wird: Welche Information über die Vulva/Vagina werden dort vermittelt? Wie ist das bildlich dargestellt?

Die Normierung von Geschlechtsorganen kann für Personen weitreichende Folgen haben. Besonders intergeschlechtliche Menschen, also Personen, deren Geschlechtsorgan nicht in die vorgegebene Norm passt oder deren Geschlecht medizinisch nicht eindeutig zugewiesen werden kann, gelten dann als nicht der Norm entsprechend und werden problematisiert. Dabei ist das Hauptproblem gar nicht das Geschlechtsorgan. Die meisten intergeschlechtlichen Menschen sagen von sich, dass sie durchaus ein eindeutiges Geschlechtsorgan haben: ihr eigenes. Und das ist eine Einstellung, die in der Gesellschaft zu wenig Beachtung findet. Jeder Mensch hat sein eigenes Geschlechtsorgan. Und es gibt verblüffend viel Varianz. Das Problem ist eher eines des medizinischen und gesellschaftlichen Systems, in dem Kinder nicht einfach sein gelassen werden. Es besteht ein großer Drang, schon sehr kleine Kinder einzuordnen und dem Körper operativ ein Geschlecht zuzuweisen. Dies löst bei den Betroffenen oft lebenslanges Leid aus. Und das, obwohl solche geschlechtszuweisenden Operationen fast nie nötig sind. Ganz selten gibt es ein medizinisches Problem und auch rechtlich hat sich dahingehend in Deutschland einiges verändert, indem seit einigen Jahren der Geschlechtseintrag „divers" bei der Geburt eines Kindes möglich ist.

AB: Wie entstehen Geschlechtsorgane?

Du hast dir die Frage bestimmt schon mal gestellt: Können Eltern es beeinflussen, ob das Baby ein Junge oder ein Mädchen wird? Und ab wann kann man im Bauch sehen, „was es wird", also welches Geschlecht das Baby hat? Im folgenden Text erfährst du, wie die Geschlechtsorgane entstehen.

Es fängt alles damit an, dass bei der Befruchtung eine Eizelle und eine Samenzelle miteinander verschmelzen. Dabei verschmelzen auch die Gene des Spermiums und die Gene der Eizelle. In den Genen steckt die gesamte Information darüber, was da für ein neuer Mensch entstehen soll. Die Eizelle hat immer ein X-Chromosom. Das sind die Informationen, welches Geschlecht das Baby haben wird. Ob sich das Baby in eine männliche oder weibliche Richtung entwickeln kann, das hängt vom Spermium ab. Also davon, welche Informationen das Spermium mitbringt. Denn das Spermium kann ein X-Chromosom oder ein Y-Chromosom mitbringen. Und wenn es ein Y-Chromosom mitbringt, dann kann es sein, dass das Baby ein Junge wird.

Aber wie passiert das nun genau? Nachdem diese beiden Zellen verschmolzen sind, entwickelt sich ein winziger Embryo. Und dieser Embryo fängt nicht nur an, Arme und Beine zu bekommen. Er entwickelt auch schon ein Geschlechtsorgan und das ist am Anfang noch gar nicht weiblich oder männlich. Die Geschlechtsorgane sind am Anfang so geschaffen, dass sich aus ihnen sowohl Penis und Hoden oder Vagina, Klitoris, Eierstöcke und Gebärmutter bilden können. Bis zur 8. Woche der Schwangerschaft ist also von außen noch gar nicht sichtbar, was das Baby wird.

Und wie geht es dann weiter? Das ist ziemlich kompliziert, was genau alles passiert, wenn in so kurzen neun Monaten ein ganz neuer Mensch entsteht. Welches Geschlecht das Baby haben wird, hängt nicht nur von den Chromosomen ab. Es spielt auch eine Rolle, welche Hormone in dem Körper des Embryos produziert werden und ob Hoden oder Eierstöcke entstehen. Ungefähr am Ende des 4. Monats ist das Geschlechtsorgan des Kindes dann fertig entwickelt und das Baby hat sein ganz eigenes, individuelles Geschlechtsorgan. Denn während dieser Entwicklung entstehen ganz vielfältige Geschlechtsorgane. Deswegen gibt es so unglaublich viele verschiedene Varianten und kein Geschlechtsorgan sieht gleich aus. Genau wie kein Gesicht gleich aussieht. Es gibt auch Menschen, bei denen das Geschlechtsorgan gar nicht eindeutig aussieht wie ein Penis oder eine Vulva. Zudem gibt es Menschen, die außen zwar aussehen wie ein Mädchen, aber innen keine Gebärmutter haben, aber z. B. Hoden. Dann sagt man, dieser Mensch ist intersexuell bzw. intergeschlechtlich.

Aufgabe:

Und was denkt ihr: Können Eltern beeinflussen, welches Geschlecht das Baby haben wird?

AB: Junge oder Mädchen?

Schauen wir uns noch mal genauer an, wie sich die Geschlechtsorgane in der Schwangerschaft entwickeln, nachdem die Eizelle und die Samenzelle verschmolzen sind. Am Anfang entsteht also eine Geschlechtsanlage, die weder männlich noch weiblich ist. Im Inneren des Embryos entwickeln sich die Müller'schen Gänge. Das ist sozusagen der Ur-Uterus, der bei einer weiblichen Entwicklung die Gebärmutter wird. Außerdem entwickeln sich im Körper des Embryos Anlagen für Keimzellen, also für das, was entweder Eierstöcke oder Hoden werden soll.

Wenn sich weibliche Geschlechtsorgane entwickeln, dann wachsen im Inneren des Embryos die Gebärmutter und die Eierstöcke weiter und der Vaginalgang entsteht. Äußerlich entwickelt sich die Klitoris und die Schamlippen oder Vulvalippen.

Bei einer männlichen Entwicklung werden bei dem Embryo aus den Eierstöcken die Hoden. Sie wandern dann aus dem Körper heraus. Das, was bei Mädchen die äußeren Lippen sind, wird bei den Jungs der Hodensack. Die Klitoris wächst immer weiter. So entsteht der Penis. Im Inneren des Embryos bilden sich die Müller'schen Gänge, also die Ur-Gebärmutter, meistens komplett zurück.

Ihr seht also, wir entwickeln uns aus denselben Grundlagen in verschiedene Richtungen, aber unsere Geschlechtsorgane ähneln sich auch in manchen Punkten. Die Klitoris z. B. kann, wie der Penis, größer werden und sich hinstellen.
So unterschiedlich wie die Geschlechtsorgane können sich auch unsere Körper insgesamt entwickeln: Es gibt Jungen, die klein und leicht sind und schnell flitzen können und manche die mit 15 Jahren einen Vollbart haben. Und es gibt Mädchen, die viel Kraft haben und breite Schultern. All das ist völlig in Ordnung so, denn so unterschiedlich entwickeln sich Körper. Mädchen und Junge sein kann man auf ganz viele Weisen.

Aufgaben:

1. Was macht für dich aus, ein Junge oder ein Mädchen zu sein?
2. Welche Organe bei Jungen und Mädchen ähneln sich oder entwickeln sich ähnlich?

ENTSTEHUNG DER GESCHLECHTER
KÖNNEN WIR BEEINFLUSSEN, OB UNSER KIND EIN JUNGE ODER EIN MÄDCHEN WIRD?

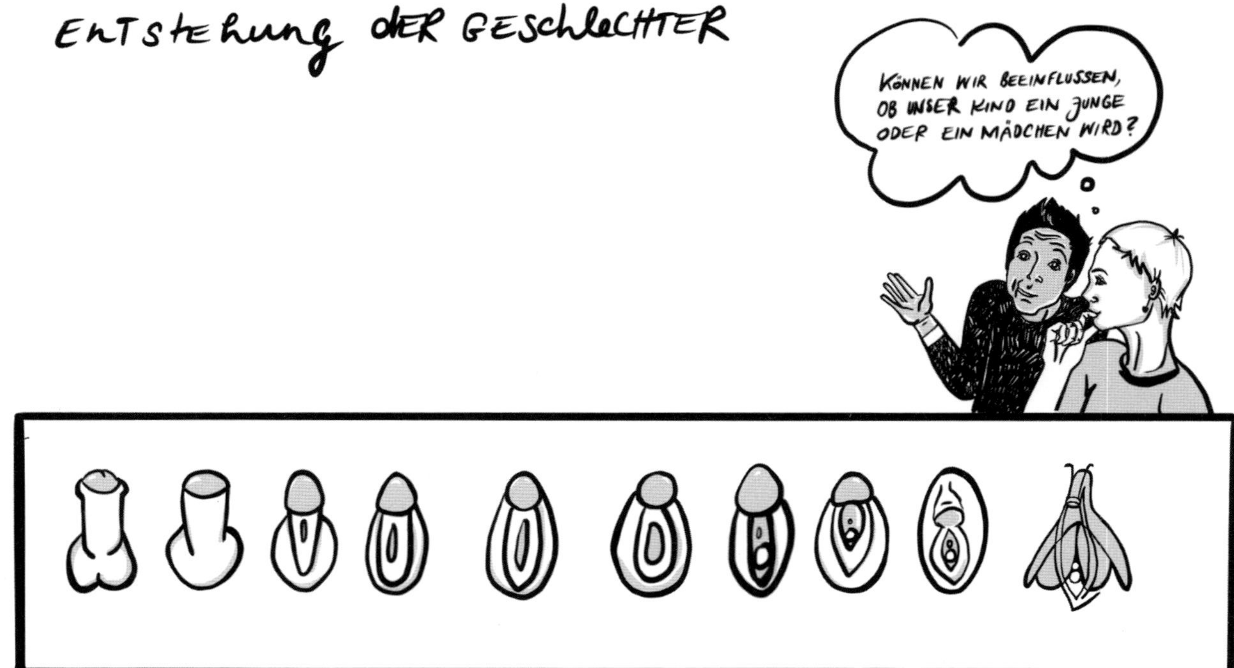

3.2.3 Werden und wachsen – Schwangerschaft und Geburt

Hintergründe und Wissenswertes für Lehrkräfte

Was macht das Baby den ganzen Tag im Bauch?
Kann das Baby im Bauch atmen?
Wie lange dauert eine Geburt?

Schwangerschaft und die Vorgänge im Bauch sind für Kinder oft besonders interessant. Häufig interessanter als die Frage, wie das Kind in den Bauch kommt oder was Sex ist. Das Interesse an diesen Themen wird oft in der 5. und 6. Klasse größer, wenn die Kinder sich der Vorpubertät und frühen Pubertät nähern und das Bedürfnis, erwachsene Sexualität und sexuelle Darstellungen zu verstehen, wichtiger wird und mehr mit dem eigenen Leben zu tun bekommt.

Dieses Kapitel thematisiert den Schwangerschaftsverlauf und die Vorgänge während der Geburt. Die Illustrationen sind bewusst so gestaltet, dass sie sehr unterschiedliche schwangere Personen und Paare darstellen. Die Darstellungen der Geburt zeigen die gebärende Person im Zentrum und in verschiedenen, selbst gewählten Positionen, ohne dass eine Ärztin oder ein Arzt dabei eine besondere Rolle spielt. Die Geburt soll damit als etwas sehr vielfältiges, individuell erlebtes und selbstbestimmt gestaltbares gezeigt werden, in dem Frauen sicher begleitet werden. Dieses Recht, was eigentlich allen Schwangeren zusteht, ist auch in Deutschland nicht unangefochten und wird aktuell viel diskutiert, z. B. wenn es um die Situation von Hebammen und Entbindungsstationen geht.

So schön, faszinierend und wunderbar Schwangerschaft und Geburt sind, so existenziell ist die Erfahrung auch und so ambivalent können sie von Menschen erlebt werden. Viele Kinder haben möglicherweise erfahren oder gesagt bekommen, dass nicht immer nur positive Gefühle mit ihnen oder mit einer Schwangerschaft verbunden werden. Manche Kinder und Jugendlichen können vielleicht auch selbst keinen Bezug dazu herstellen, dass Schwangerschaft und Kinderhaben etwas Erfüllendes sein müssen, weil sie selbst das mit ihrer eigenen Identität nicht in Verbindung bringen. Deswegen ist es auch hier wichtig zu erklären, dass Schwangerschaft und Elternwerden eine große Aufgabe ist und durchaus auch gemischte Gefühle auslösen kann und dass es auch Menschen gibt, die vielleicht nie in ihrem Leben Kinder haben möchten oder können. Eine Haltung zum Thema Schwangerschaft, die diese Ambivalenzen zulässt, macht es auch Kindern und Jugendlichen leichter, die sich in diesem Erleben oder in den Geschlechterrollen so nicht wiederfinden.

AB: So verändert sich der Bauch – Schwangerschaftsverlauf

Es ist immer wieder unglaublich, obwohl es jeden Tag viele Male auf der ganzen Welt passiert: Ein Baby wächst im Bauch eines anderen Menschen heran und wird geboren.

Es ist ganz unterschiedlich, wie sich schwangere Personen fühlen. Manche sind sehr glücklich. Manche sind auch durcheinander und müssen sich erst mal an den Gedanken gewöhnen, dass da ein Baby im Bauch ist und sie bald Eltern werden. Manchen ist am Anfang der Schwangerschaft oft übel oder manche haben irgendwann einen richtig großen Bauch, wenn das Baby dann schon fast so weit ist, dass es auf die Welt kommen kann. Aber die meisten finden die Zeit der Schwangerschaft sehr schön und genießen es, wenn sie spüren, wie sich das Baby im Bauch bewegt.

Im folgenden Bild siehst du, wie der Bauch immer größer wird, je mehr das Kind wächst. Am Anfang, etwa in der 4. Woche der Schwangerschaft, wissen die meisten Leute noch gar nicht, dass sie schwanger sind. Der Bauch ist noch nicht dicker geworden und der Embryo im Bauch ist noch ganz klein, etwa so groß wie ein Mohnsamen. Einen Monat später, in der 8. Woche, hat die Frau meistens inzwischen bemerkt, dass sie schwanger ist. Oft merken Frauen das, weil sie ihre Regelblutung nicht mehr bekommen. Manche spüren es auch daran, dass ihre Brüste größer und fester werden oder weil ihnen öfter übel ist. In der 8. Woche ist der Embryo im Bauch so groß wie eine Kidneybohne.
Gegen Ende des 3. Monats, in der 12. Woche, ist der Embryo schon ziemlich gewachsen und fast so groß wie eine Pflaume. Er sieht jetzt schon fast aus wie ein winzig kleiner Mensch. Aber es dauert noch lange, bis er auf die Welt kommen kann.
In der 18. Woche ist das Baby dann so groß wie eine Birne. Jetzt merken viel Schwangere schon, dass der Bauch sich verändert: Die Gebärmutter, in der das Baby wächst, wird größer und der Bauch wölbt sich nach außen. Die Schwangerschaft ist nun schon zur Hälfte vorbei.
In der 20. Woche spüren viele Schwangere sehr deutlich, wie das Kind im Bauch turnt und strampelt und fleißig seine Bewegungen übt. Das Baby ist jetzt in etwa so lang wie eine Banane.
Spätestens in der 24. Woche können die Eltern dann von außen sehen, wie das Baby sich bewegt und z. B. mit einem Fuß von innen gegen den Bauch tritt. Jetzt ist das Kind etwa so groß wie eine Aubergine.
In der 30. Woche ist der Bauch schon richtig groß. Das Baby ist jetzt so lang wie ein Römersalat. Seine Hauptaufgabe ist nun, Gewicht zuzunehmen, damit es rund und kräftig auf die Welt kommen kann. Neun Wochen später, in der 39. Woche, steht die Geburt kurz bevor. Das Baby ist jetzt fast fertig und so groß und schwer wie eine Wassermelone. Im Bauch wird es langsam ziemlich eng. Und dann, um die 40. Woche herum, also eigentlich im zehnten Monat der Schwangerschaft, kommt das Baby auf die Welt. Ein neuer Mensch ist da![7]

Aufgaben:

1. Woran merkt eine Person als Erstes, das sie schwanger sein könnte?
2. Lies noch einmal aufmerksam den Text: Welches Obst oder Gemüse passt zur Größe des Babys? Ergänze auf den Zetteln der Bilder die passende Schwangerschaftswoche.

---

[7] vgl. https://www.femibaby.de/schwangerschaft/baby-groesse/ (27.02.2020)

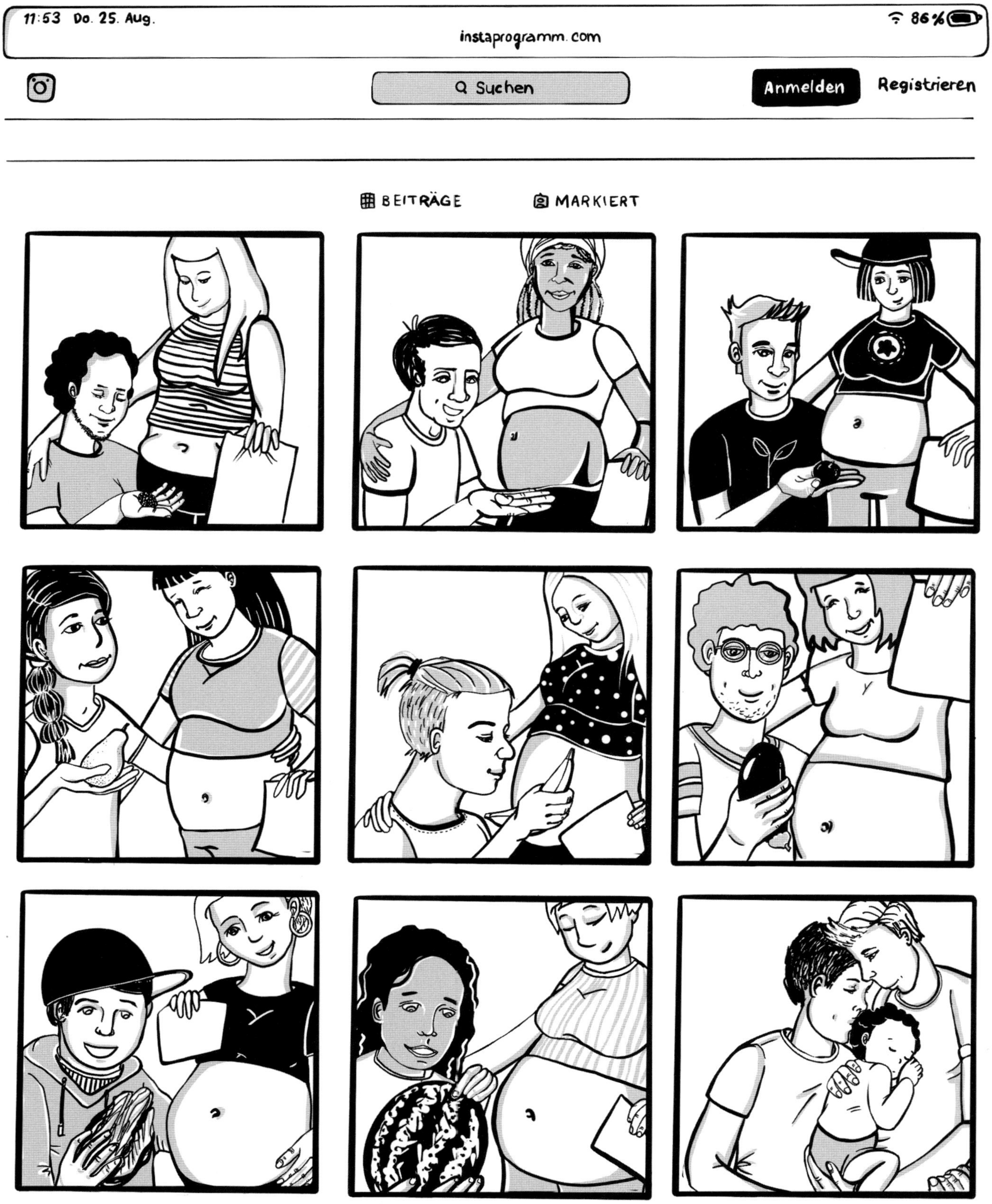

11:53 Do. 25. Aug.

instaprogramm.com

86 %

Q Suchen

Anmelden

Registrieren

BEITRÄGE

MARKIERT

AB: Es wird eng – so sieht es bei einer Schwangerschaft im Bauch aus

Hier kannst du sehen, wie das Baby im Bauch allmählich immer mehr Platz einnimmt. Hast du dich schon mal gefragt, wie es dann im Bauch aussieht? Hier kannst du es dir anschauen.
Die inneren Organe der schwangeren Person werden dabei immer weiter auf die Seite oder nach oben geschoben. Gegen Ende der Schwangerschaft, wenn das Baby schon ziemlich groß ist, kann es sein, dass die Schwangere sehr oft auf die Toilette muss, weil die Blase ganz schön gedrückt wird. Oder sie kann nicht mehr so viel auf einmal essen, weil im Bauch nicht mehr so viel Platz ist für den Magen und den Darm. Manche keuchen auch ganz schön, wenn sie z. B. eine Treppe hochlaufen, weil die Lunge auch nicht mehr so viel Platz hat im Körper.

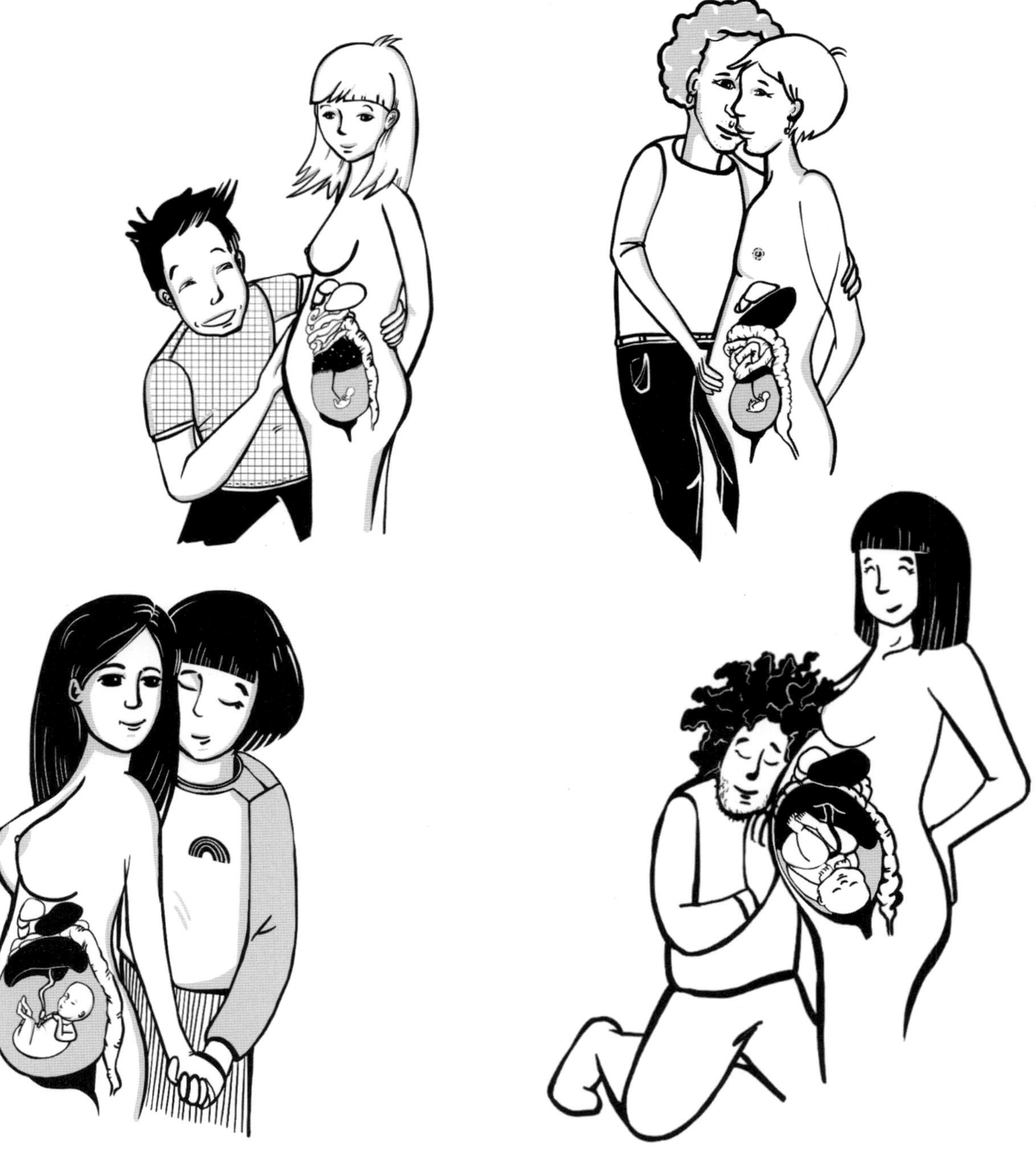

Aufgabe:

- Welche Organe werden in der Schwangerschaft mehr und mehr an die Seite geschoben? Woran kann man das merken?

AB: Der Weg auf die Welt – Die Geburt

Es ist so weit: Die Geburt steht bevor und das Baby will auf die Welt kommen. Die meisten Menschen gehen in ein Krankenhaus, um das Baby zu bekommen. Es gibt aber auch Geburtshäuser, das sind meistens kleinere Häuser als ein Krankenhaus, wo sich Hebammen um die schwangere Frau während der Geburt kümmern. Manche Menschen möchten ihr Kind aber auch zu Hause auf die Welt bringen. Dann kommt die Hebamme nach Hause und unterstützt die werdenden Eltern. Hebammen sind Menschen, die Frauen dabei helfen, ihr Baby auf die Welt zu bringen, und sehr viel Wissen und Erfahrung haben.

Wenn die Geburt beginnt, spürt die schwangere Frau das meistens daran, dass sie Schmerzen bekommt. Das sind die sogenannten Wehen. Am Anfang dauert es aber oft noch eine ganze Weile, bis es richtig losgeht und das Baby auf die Welt kommt. Denn erst muss sich der Weg aus der Gebärmutter heraus öffnen. Die Gebärmutter, in der das Baby liegt und gewachsen ist, wird unten vom Muttermund verschlossen, damit das Baby nicht herausrutschen kann während der Schwangerschaft. Aber wenn die Geburt losgeht, muss dieser Muttermund sich öffnen. Das kann ein paar Stunden dauern. In der Zeit kann es auch passieren, dass die Fruchtblase, in der das Baby während Schwangerschaft geschwommen ist, platzt und das Fruchtwasser herausfließt. Die schwangere Frau kann in der Zeit verschiedene Positionen ausprobieren und herausfinden, was für sie bequem ist. Manche liegen auf dem Rücken, andere hängen sich mit den Armen an ein Seil. Manche liegen auf einem Ball oder knien zwischen zwei anderen Menschen, z. B. dem werdenden Papa und einer Hebamme, um das Baby zu bekommen. Und manche Frauen bekommen ihr Baby auch in einer großen Badewanne.

Auch das Baby spürt die Veränderungen und macht sich bereit, auf die Welt zu kommen. Eine Geburt ist für beide ziemlich anstrengend: für das Baby und für die schwangere Person.

Wenn die Geburt losgeht, schiebt sich das Baby mit dem Kopf langsam aus der Gebärmutter in die Vagina hinein. Denn da kommt es heraus: durch die Vagina. Das kannst du dir vielleicht gar nicht vorstellen, wie das gehen soll. Aber die Vagina ist sehr kräftig und besteht aus Muskeln, die sich bei der Geburt sehr weit dehnen können und danach wieder zusammenziehen. Beide müssen sich nun sehr anstrengen, damit der Kopf des Babys herauskommt. Wenn der Kopf erst mal da ist, geht es meistens recht schnell und das ganze Baby ist auf der Welt. So eine Geburt kann manchmal nur wenige Stunden dauern, manchmal aber auch viele Stunden. Das ist sehr unterschiedlich.

Nicht immer kommt ein Baby durch die Vagina auf die Welt. Vielleicht hast du davon schon gehört: Manche Kinder werden durch eine Operation geboren, die oft Kaiserschnitt genannt wird. Das kann passieren, weil das Baby z. B. zu groß ist oder quer im Bauch liegt. Dann muss ein Schnitt durch den Bauch gemacht werden, durch den das Baby geholt wird.

Aber egal, wie das Baby auf die Welt kommt, meistens schreit es nach der Geburt, weil es zum ersten Mal in seinem Leben atmet und oft liegt es danach ganz nah bei seinen Eltern auf der Brust. Denn die Eltern und das Kind wollen sich dann kennenlernen, begrüßen und erholen.

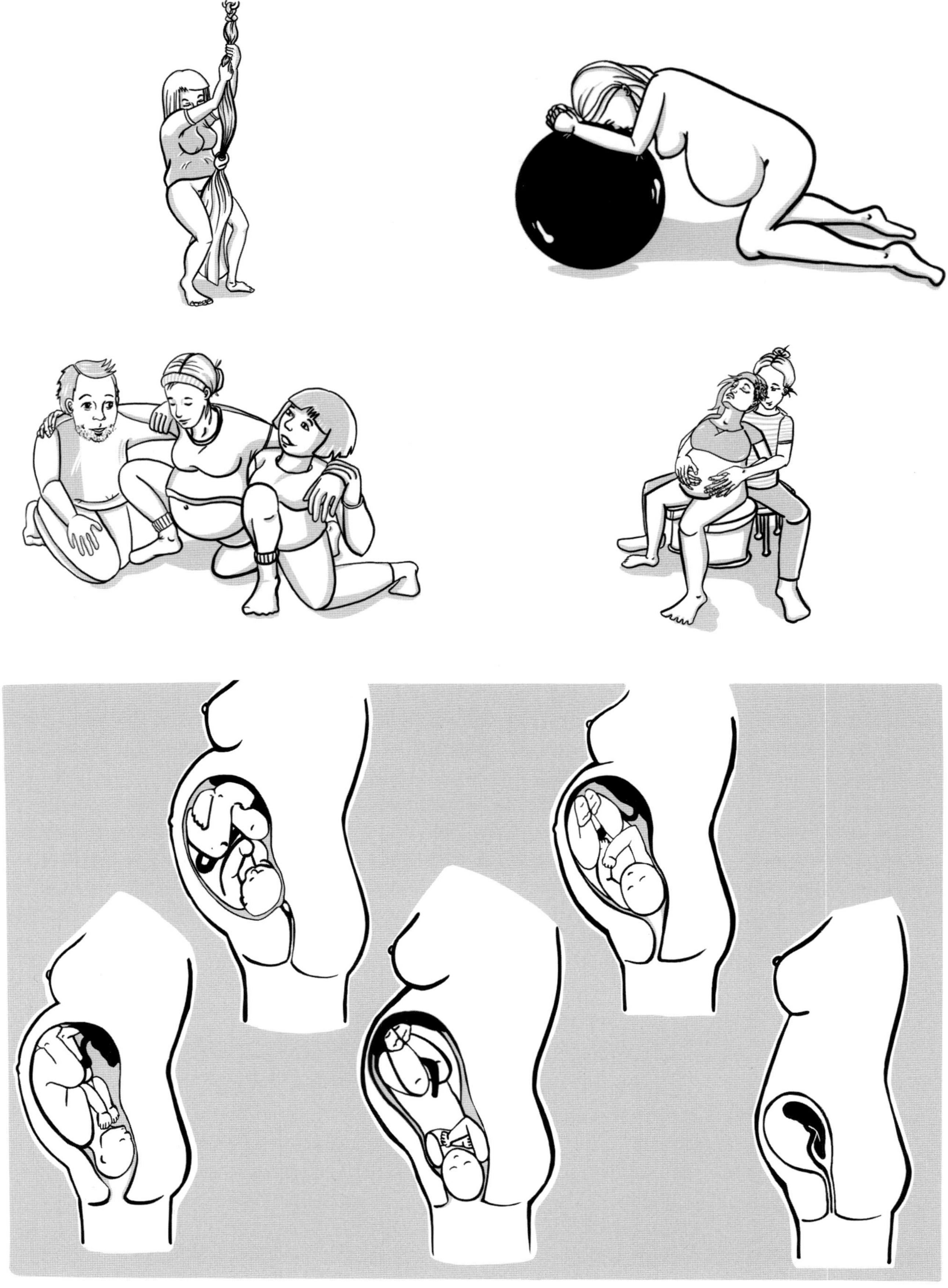

Aufgaben:

1. Welche verschiedenen Positionen kann eine Frau ausprobieren, um ihr Baby zu bekommen?
2. Was passiert wann? Schreibe die richtigen Zahlen an die Geburtsphasen.
3. Auf welchen Wegen kann ein Kind auf die Welt kommen?

3.2.4 Nichts bleibt, wie es war – was in der Pubertät passiert

Hintergründe und Wissenswertes für Lehrkräfte

Die Pubertät ist eine Phase, in der sich so vieles in so kurzer Zeit verändert wie vielleicht nie wieder im Leben. Sie ist eine Zeit riesiger Umbrüche, in der Kinder und Jugendliche sich besonders viel mit Normen, Vorbildern und Verhalten auseinandersetzen. Dabei sind sie auf der Suche nach Einordnung, Zugehörigkeit und nach Möglichkeiten, wie Erwachsensein, Beziehungen und die eigene Rolle gestaltet werden können. Gleichzeitig wird die Wichtigkeit der Eltern in dieser Phase allmählich weniger und irgendwann überwiegend durch andere Personen und Bezugsgruppen ersetzt.

Eine besonders große Aufgabe dieser Phase ist für viele die Verarbeitung der Veränderungen des eigenen Körpers und die Reaktionen der Umgebung darauf. Hier zeigt sich, dass die Realitäten von Jungen und Mädchen in der Pubertät deutlich auseinandergehen. Entsprechend der Körperideale in unserer Gesellschaft sehen sich Mädchen, deren Körper sich schneller entwickelt als der von anderen, die z. B. eher Brüste bekommen, sehr schnell mit einer Sexualisierung ihres Körpers konfrontiert. Sie werden dann deutlich älter wahrgenommen und müssen sich mit Sprüchen, Kommentaren und Wertungen auseinandersetzen. Bei den Jungen haben es eher diejenigen schwerer, deren körperliche Entwicklung später loslegt als die anderer Jungen desselben Alters. Mädchen sehen sich mit dem allseitigen Gebot der Sexyness konfrontiert, Jungen sind damit beschäftigt, sich gegenseitig überbieten zu müssen, sich zu beweisen und über die eigenen Grenzen zu gehen. Gleichzeitig verlieren Kinder nun immer mehr den Kinderbonus, müssen zunehmend allein zurechtkommen und die sich verändernden Empfindungen, sozialen Anforderungen und die Einwirkungen äußerer Vorgaben und Einflüsse verarbeiten und integrieren.

Es ist bekannt, wie sehr Körpernormen auch immer jüngere Kinder, vor allem Mädchen beschäftigen. In den letzten Jahren haben sich messbar Körpernormen und Ideale verstärkt und damit auch die Unzufriedenheit mit dem eigenen Körper.[8] Zudem hat sich auch die Geschlechtsreife, also der Zeitpunkt der ersten Menstruation / des ersten Eisprunges oder des ersten Samenergusses, in den letzten 20 Jahren deutlich nach vorn verlagert.[9]

Die Pubertät ist also eine anstrengende Zeit, die überfordern kann. Dabei braucht es Unterstützung, denn das alles kann beängstigen und dazu führen, den eigenen Körper abzulehnen oder negativ zu besetzen. In sexualpädagogischen Veranstaltungen fällt immer wieder auf, wie sehr die Pubertät auch eine Zeit ist, in der nach Vorbildern und Orientierung in der Gestaltung von Beziehungen gesucht wird: Wie führt man eine Beziehung? Wie geht Streit, Kommunikation, Umgang miteinander? Wer möchte ich sein? Dabei ist deutlich zu spüren, dass Jugendliche einerseits in ihren Erfahrungen und Haltungen ernst genommen werden wollen. Andererseits zeigt sich auch, dass es wichtig ist, ihnen Verantwortung für das eigene Handeln zuzutrauen.

Häufig sind Sprüche, Beleidigungen und Kommentare in den Klassen an der Tagesordnung. Da bleibt wenig Ruhe, um den neuen Körper kennenzulernen und einzuordnen. Es ist daher für alle überaus hilfreich, wenn Sie als Lehrkraft dazu eine klare Haltung einnehmen und Beleidigungen nicht kommentarlos hinnehmen. Indem Sie z. B. aussprechen, dass der Körper sich verändert, das emotionale Empfinden sich verändert, dass dies anstrengend sein kann und deswegen bestimmte Verhaltensweisen unfair sind. Zeigen Sie, dass Sie die Klasse und deren Themen im Blick haben und Übergriffe wahrnehmen. Dazu gehört ein Austausch in der Klasse, Schutz vor Beleidigungen, Regeln und Begleitung bei der Mediennutzung usw.

---

8 vgl. http://www.euro.who.int/__data/assets/pdf_file/0003/163857/Social-determinants-of-health-and-well-being-among-young-people.pdf. (15.5.2020) und http://www.br-online.de/jugend/izi/deutsch/forschung/trendforschung/trendforschung.htm, (24.5.2020)

9 vgl. Jugendsexualität. Die Perspektive der 14- bis 25-Jährigen. Repräsentativbefragung. BzgA, Köln 2015

Umriss-Spiel (ab Klasse 5)

Zeit: etwa 30–45 Minuten

Material: zwei Räume, Stifte, große Papierrollen, ggf. zur Vorbereitung AB auf Seite 49

Ziel: interaktive, bewegte Auseinandersetzung mit dem Thema, Spaß und Wissensvermittlung, Austausch

Methode: Das „Umriss-Spiel“ kann sehr vielfältig eingesetzt werden. Hier folgt eine Beschreibung der Methode mit einer 5. oder 6. Klasse, um sich mit dem Thema Pubertät auseinanderzusetzen. Idealerweise erfolgt die Arbeit in diesem Alter in geschlechtergetrennten Gruppen. Aber auch die getrennten Klassen sollten noch einmal so verkleinert werden, dass insgesamt Gruppen mit ca. 5–7 Kindern entstehen.

Thematischer Einstieg:
Bevor es losgeht, können Sie Ihre Klasse mit einer kleinen Geschichte auf das Thema einstimmen: „Wir werden uns jetzt genauer ansehen, was die Pubertät ist und was dabei alles passiert. Stellt euch vor, zwei Kinder, die so ungefähr neun oder zehn Jahre alt sind, gehen abends schlafen. Über Nacht passiert ein Wunder und die beiden Kinder sind plötzlich erwachsen. Woran merken die beiden das am nächsten Morgen? Was ist anders geworden?“
Alle Kleingruppen bekommen nun einen großen Bogen Papier (Tapete, Packpapier o. Ä.). Die Gruppe hat nun die Aufgabe, einen nackten erwachsenen Menschen zu malen mit allen Veränderungen, die über Nacht passiert sind. Dazu wird festgelegt, welche Gruppe einen Mann und welche eine Frau malen möchte. Dazu darf jeweils ein Kind sich auf das Papier legen und sich umranden lassen, zuerst mit Bleistift, um die Kleidung zu schützen. Die anderen Kinder dürfen den Umriss nachzeichnen und der Person alles geben, was eine erwachsene Person nach der Pubertät so hat. Außerdem darf für die gemalte Person ein Fantasiename ausgesucht werden, der nichts mit einer realen Person aus der Klasse zu tun hat.
Wenn alle Umrisse fertig sind, gibt es einen Galerierundgang. Was hat sich verändert? Die Erfahrung zeigt, dass in den jüngeren Klassen die Umrisse eher nicht der ganzen Klasse präsentiert werden sollten, sondern im Schutzraum der kleineren Gruppe bearbeitet, angeschaut und dann weggeräumt werden sollten, um gegenseitige Abwertungen zu vermeiden.

Jungs fragen Mädchen, Mädchen fragen Jungs (ab Klasse 5)

Zeit: etwa 45–90 Minuten

Material: zwei Räume, Stifte, ein Stapel gleicher Zettel, ggf. als Einführung AB auf Seite 49

Ziel: Fragen an eine andere Gruppe stellen, die man schon immer mal fragen wollte, hier z. B. Mädchen- und Jungengruppen: „Wie fühlt es sich an, Brüste zu kriegen?"; interaktive, bewegte Auseinandersetzung mit dem Thema Pubertät und emotionale Bedürfnisse, miteinander sprechen üben, Austausch, Kommunikation und Empathie fördern

Methode: Finden Sie zunächst einen Einstieg in den geschlechtergetrennten Kleingruppen zum Thema. Die Methode lässt sich sehr gut als Erweiterung des Umriss-Spiels verwenden: „Bei Jungs und Mädchen passieren ja ein paar Dinge, die unterschiedlich sind. Was glaubt ihr, wie ist die Pubertät für Jungs/Mädchen? Gibt es Dinge, die ihr gern mal fragen möchtet?"
Dann darf die Gruppe drei bis sieben Fragen an die andere Gruppe formulieren. Je nach Klasse kann das so gestaltet sein, dass z. B. alle Kinder Zettel bekommen und eigene Fragen aufschreiben dürfen. Dann wird in der Runde entschieden, welche Fragen ausgewählt und an die anderen übergeben werden. Es kann aber auch sein, dass die Gruppe gern in der Runde Fragen stellen will, die eine Person dann aufschreibt. Manchen Klassen ist wichtig, dass die Leitung/Lehrkraft die Fragen aufschreibt, damit die Schrift nicht erkannt werden kann. Das sollte vorher besprochen werden. Bei den gewählten Fragen ist die Rechtschreibung nicht wichtig. Wichtig ist aber, dass die Fragen so gestellt sind, dass sie Lust machen, sie zu beantworten, und dass niemand beleidigt wird.
Wenn die Fragen gesammelt sind, dürfen sie zu einem bestimmten vereinbarten Zeitpunkt an die andere Gruppe übergeben und getauscht werden. Dann ist Zeit, die Fragen in den Gruppen vorzulesen und zu beantworten. Die Antwort gibt jeweils die ganze Gruppe. Dabei darf die Antwort auch heißen: „Das ist für uns alle sehr unterschiedlich."
Wenn alle Fragen beantwortet sind und sich die Klasse wieder zusammenfindet zur gegenseitigen Antwortrunde, sollte gemeinsam mit den Kindern entschieden werden: Wer soll die Fragen und Antworten vorlesen? Möchten das die Kinder selbst machen oder die Lehrkraft?
Zu einem bestimmten Zeitpunkt trifft sich die Klasse nun wieder in einem Raum. Dieser Moment wird oft mit Spannung erwartet: Wie wurden unsere Fragen aufgenommen und beantwortet?
Die Fragen können und im Wechsel vorgelesen und die Antwort der Gruppe gegeben werden. Auch hier ist zu beachten, dass die Anonymität gewährleistet bleibt. Zettel werden nicht herumgezeigt. Kommentare wie „Das hat bestimmt Jenny gesagt" sollten unterbunden werden: „Wir möchten sehr gern diese Übung und eure spannenden Antworten mit euch gemeinsam auswerten. Aber bitte haltet euch an das, was wir vereinbart haben." Dann ist Zeit für Nachfragen, falls noch etwas unklar ist.

Diese Übung kann gut mit den folgenden Fragen ausgewertet werden:

- Wie war das für euch?
- Was hat euch überrascht?

AB: Nichts bleibt, wie es war – was in der Pubertät passiert

Das muss man sich mal vorstellen – es gibt eigentlich keine Zeit im Leben, in der sich dein ganzer Körper, deine Gefühle und deine Interessen so sehr und so schnell verändern wie in der Pubertät. Aber warum ist das so?
Du kannst dir das so vorstellen:
In deinem Gehirn und in deinen Hoden oder Eierstöcken werden ab einem bestimmten Zeitpunkt, kurz vor der Pubertät, Hormone produziert. Hormone sind so etwas wie Briefträger, die eines Tages anfangen, mit Briefen voller Informationen durch dein Blut in den ganzen Körper auszuschwärmen. Sie fließen durch alle deine Organe und deinen ganzen Körper und sagen Bescheid, dass der Körper sich bereit machen soll, erwachsen zu werden. Die Hormone, die die Pubertät einleiten, heißen Sexualhormone. Bei den Mädchen ist das überwiegend Östrogen. Bei den Jungen heißt dieses Hormon Testosteron.
Meistens fangen als Erstes Haare an zu wachsen, z. B. um die Geschlechtsorgane herum. Auch die Brüste fangen dann oft an zu wachsen oder deine Arme und Beine werden länger. Die Haut verändert sich und fängt manchmal an, Pickel zu bekommen. Die Schweißdrüsen arbeiten stärker und der Körpergeruch verändert sich. Die Stimme wird tiefer. Irgendwann werden auch die Geschlechtsorgane größer. Manche haben in dieser Zeit Lust, sich selbst anzuschauen oder auch sich selbst anzufassen. Viele verlieben sich zum ersten Mal und erleben aufregende, verwirrende oder lustvolle Gefühle.

Vielleicht merkst du, dass du manchmal gut gelaunt oder schlecht gelaunt oder aufgeregt bist und gar nicht genau weißt, warum das so ist. Vielleicht hast du Lust, verschiedene Dinge und Kleidungsstile auszuprobieren, oder streitest dich plötzlich mehr mit deinen Eltern oder Geschwistern. Vielleicht bist du auch immer müde und wirst erst abends richtig wach. Und vielleicht weißt du an manchen Tagen gar nicht genau, wer du bist und wie du dich fühlen sollst. Das alles gehört zu dieser Zeit der großen Veränderungen dazu.

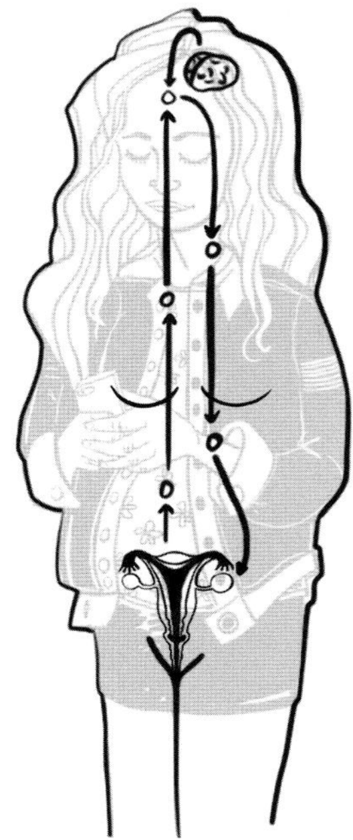

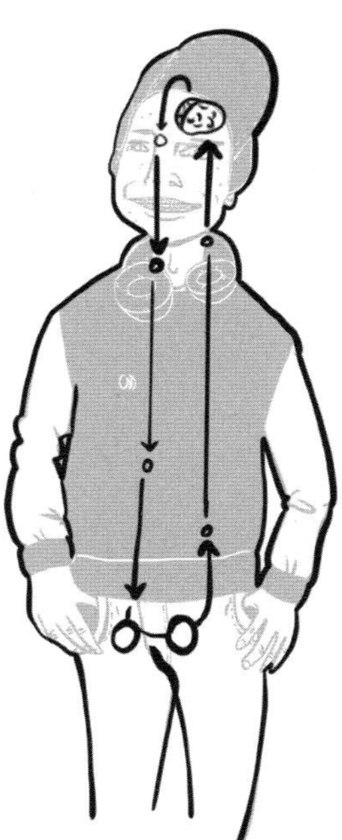

Aufgabe:

Was verändert sich alles durch die Hormone? Glaubst du, Jungen und Mädchen fühlen sich unterschiedlich in der Pubertät? Warum?
Frag doch mal die anderen!

AB: Was in der Pubertät passiert – die weibliche Pubertät

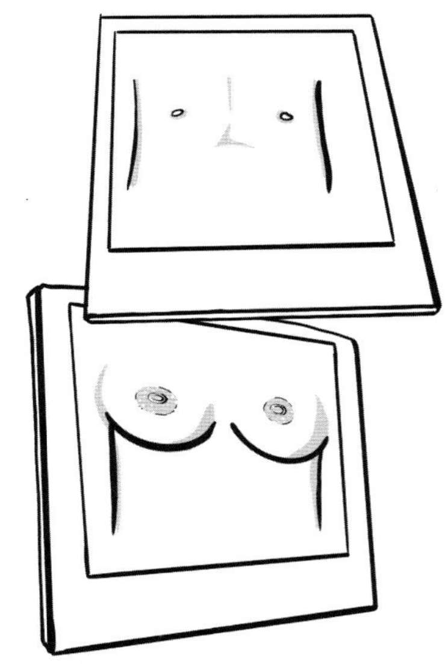

In der Pubertät sorgen Hormone in deinem Körper dafür, dass sich dein ganzer Körper verändert, wächst und erwachsen wird.
Hormone sind im Prinzip Briefträger in deinem Körper, die durch dein Blut in den ganzen Körper ausschwärmen und allen Körperteilen die Botschaft überbringen, sich bereit zu machen und zu wachsen. Bei Mädchen ist ein wichtiges Hormon das Östrogen.
Dabei wachsen bei Mädchen oft ungefähr ab dem 10. Lebensjahr allmählich die Brüste. Bei manchen Mädchen fängt das schon mit 9 Jahren an, bei anderen erst mit 13 oder noch später. Das ist in dieser Phase unglaublich unterschiedlich.
Es kann auch sein, dass erst die eine Brust wächst und dann die andere. Es ist ganz normal, dass Brüste nicht gleichmäßig wachsen. Auch bei erwachsenen Frauen ist oft eine Brust etwas größer oder kleiner oder etwas anders geformt als die andere. Es kann kribbeln oder manchmal auch leicht stechen, wenn die Brüste wachsen oder die Haut fühlt sich gespannt an. In deinen Brüsten wachsen die Milchdrüsen, die bei einer Schwangerschaft Milch produzieren können. Manche Mädchen fühlen sich dann wohler, wenn sie einen BH oder ein Bustier tragen. Das kannst du entscheiden, wie es für dich angenehm ist.

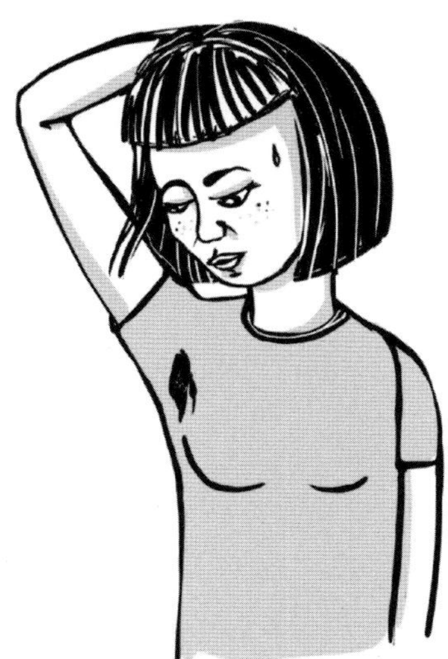

In der Pubertät wird auch die Haut erwachsen. Sie produziert mehr Fett. Manche bekommen deswegen öfter Pickel. Auch dein Körpergeruch verändert sich. Es kann sein, dass du mehr schwitzt als früher und Lust hast, ein Deo zu benutzen. Die Haut braucht jetzt mehr Pflege als zu der Zeit, als du noch ein Kind warst. In der Pubertät verändert sich so viel, dass du dich vielleicht manchmal fremd und komisch fühlst in deiner Haut oder dir Sorgen machst, ob du gut bist, so wie du bist.
Wahrscheinlich fragen sich das alle Menschen in der Pubertät. Schau doch, worauf du Lust hast und was du brauchst, um dich wohlzufühlen. Dein Körper ist genau richtig, so wie er ist.

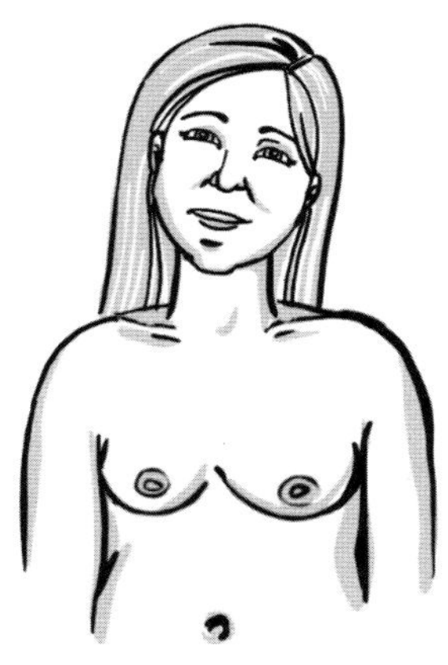

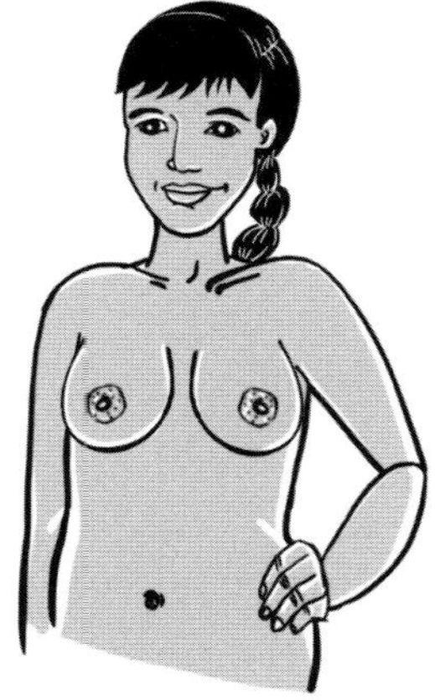

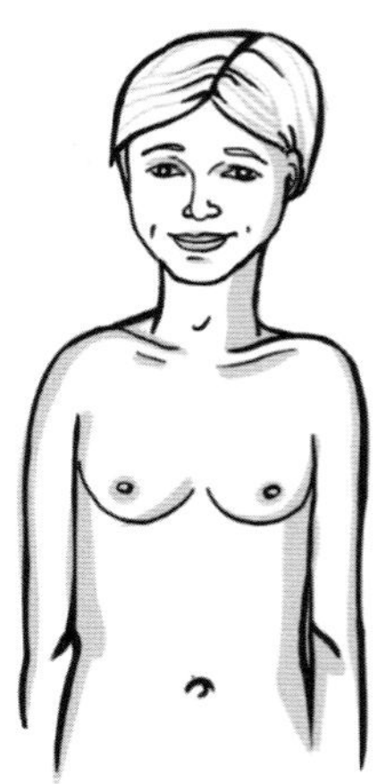

In der Pubertät wachsen auch deine äußeren Geschlechtsorgane. Meistens sieht man zuerst auf dem Venushügel Haare, die dort anfangen zu wachsen. Die inneren Schamlippen beginnen größer zu werden und wachsen manchmal über die äußeren hinaus. Auch deine Klitoris wird größer. Sie ist wie der Penis bei den Jungen ein Schwellkörper, der sich mit Blut füllen kann und manchmal kribbelnde Gefühle auslösen und größer werden kann.

Außerdem verändert sich auch an deinen inneren Geschlechtsorganen eine ganze Menge: Deine Gebärmutter wächst. Die Eierstöcke werden aktiv und Eizellen, die während deiner ganzen Kindheit im Eierstock waren, beginnen zum ersten Mal zu reifen. Viele Mädchen bekommen in dieser Zeit den sogenannten Weißfluss. Das ist ein weißer Ausfluss aus der Vagina, den Mädchen dann in ihrem Slip sehen können. Der Weißfluss ist ein Zeichen dafür, dass die inneren Geschlechtsorgane ihre Arbeit beginnen und Eizellen reif werden. Es ist völlig richtig so, dass die Vagina immer etwas feucht ist und auch etwas Ausfluss im Slip zu sehen ist. Die Vagina macht das, damit es ihr gut geht und keine Bakterien in ihr nach oben steigen können. Ein bisschen Ausfluss ist genau richtig und kein Zeichen für schlechte Hygiene o. Ä.

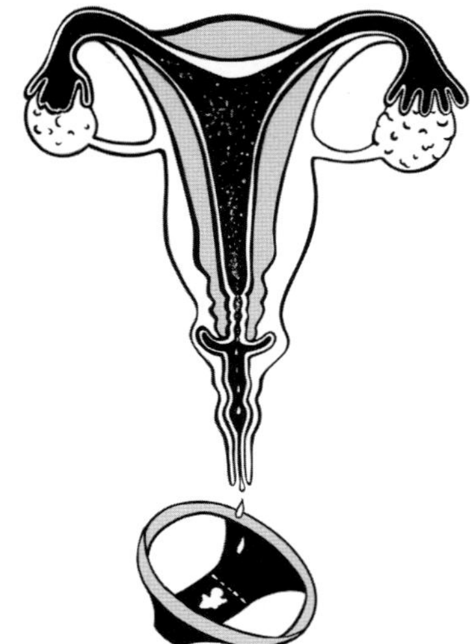

Manchmal dauert es dann aber noch mehrere Wochen oder sogar noch ein Jahr, bis zum ersten Mal die Menstruation einsetzt. Die Menstruation passiert meistens deswegen, weil zum ersten Mal eine Eizelle reif geworden und in den Eileiter gesprungen ist. Die Gebärmutter baut dafür eine dicke Schleimhaut auf, in der sich eine befruchtete Eizelle einnisten könnte. Wenn das aber nicht passiert, blutet diese Schleimhaut wieder ab und wird neu aufgebaut, als ob jeden Monat ein neues Bett in deiner Gebärmutter gemacht wird. Das Blut ist ein sehr wertvolles Blut, weil es viele Nährstoffe enthält. Bei der Menstruation kannst du das Blut mit einer Binde oder Slipeinlage auffangen. Manche Mädchen mögen irgendwann lieber Tampons, die das Blut direkt in der Vagina auffangen. Daran musst du dich vielleicht am Anfang erst mal gewöhnen. Es gibt auch Menstruationstassen, die man immer wieder verwenden kann, oder Slips, die du einfach anziehen kannst und die das Blut aufnehmen. Es gibt dabei kein richtig oder falsch. Du kannst ausprobieren, was sich für dich am besten anfühlt.

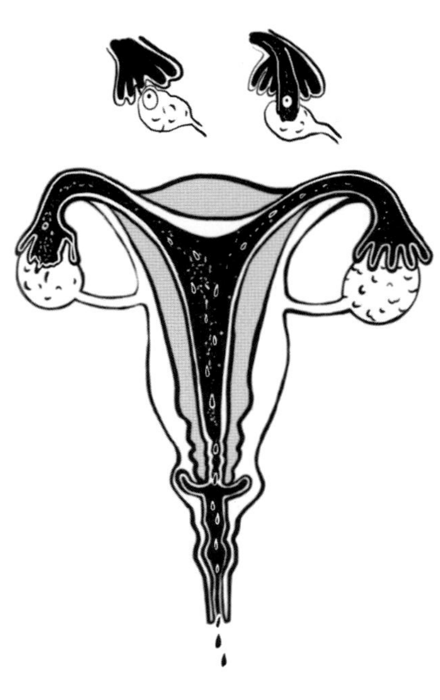

Wenn Brüste wachsen, ist das oft etwas Besonderes. Für manche ist es ein gutes Gefühl, für manche vielleicht auch ungewohnt. Aber was passiert da eigentlich genau?

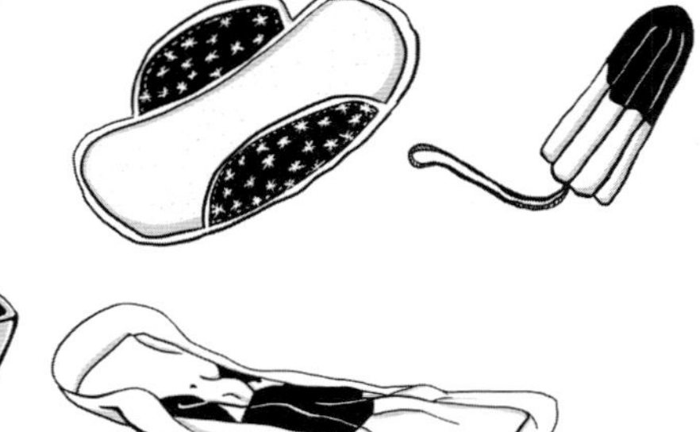

Brüste bestehen aus Milchdrüsen, die Milch produzieren können, z. B. in einer Schwangerschaft. Diese Milchdrüsen sind ein festes, etwas knubbeliges Gewebe, dass du fühlen kannst unter deiner Haut. Die Milchdrüsen führen alle in Milchkanäle, die vorne an der Brustwarze enden. So kann die Milch aus den Brüsten herauskommen.

Um die Milchdrüsen herum lagert sich Fettgewebe an. Dadurch bekommen die Brüste ihre Form. Die Form kann sehr unterschiedlich sein: rund, tropfenförmig, spitz, klein, groß, auf der einen Seite größer als auf der anderen Seite. Es kann sich sehr merkwürdig anfühlen, wenn die Brüste wachsen. Manchmal kribbelt es oder tut auch ein bisschen weh oder die Haut fühlt sich gespannt an. Manche Mädchen ziehen dann gern einen BH an, wenn sie Sport machen oder einfach, um sich wohlzufühlen. Manche mögen aber auch keine BHs. Am besten probierst du aus, wie du dich am wohlsten fühlst und wie sich deine Brüste am besten anfühlen.

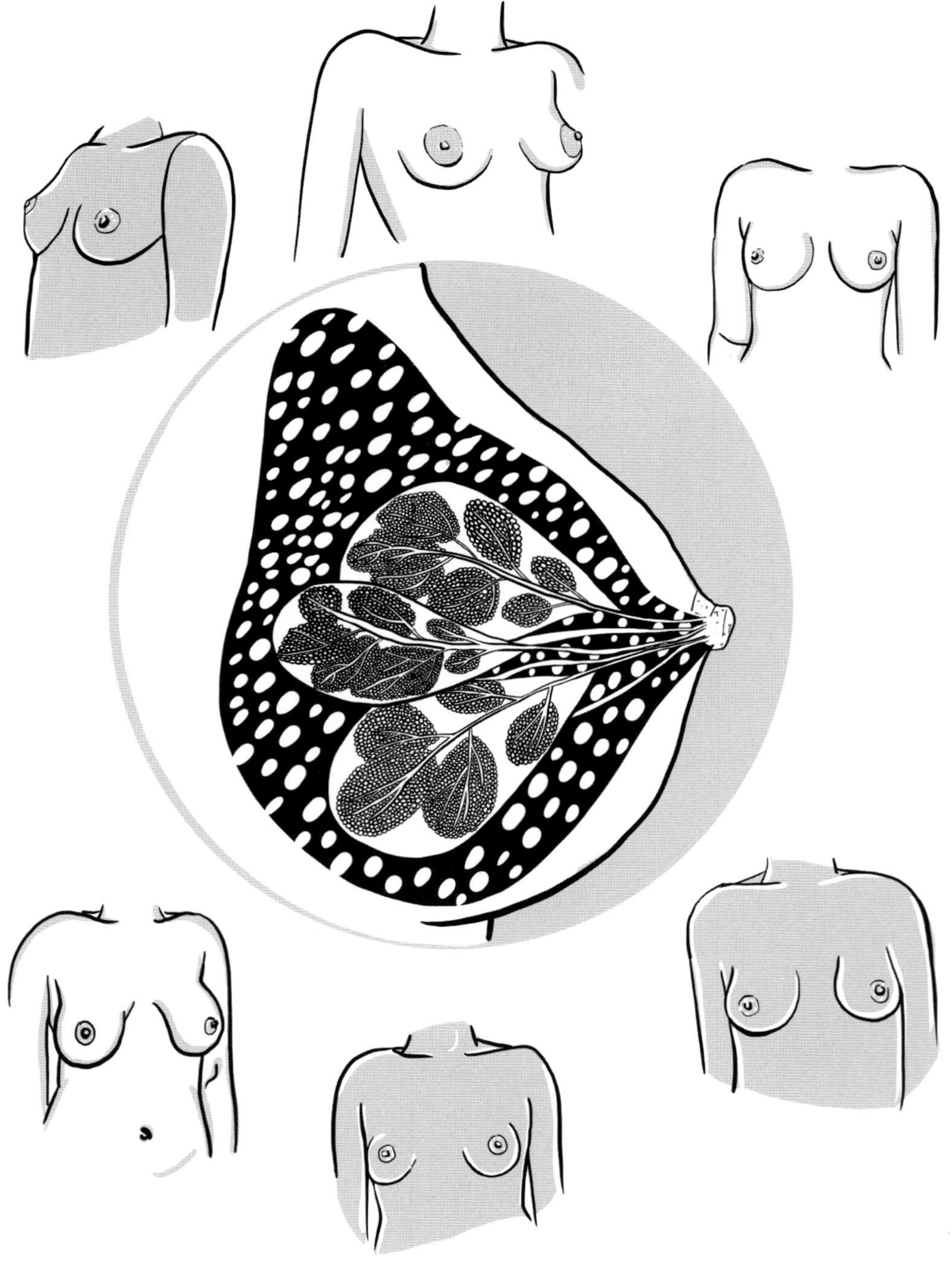

AB: Was in der Pubertät passiert – die männliche Pubertät

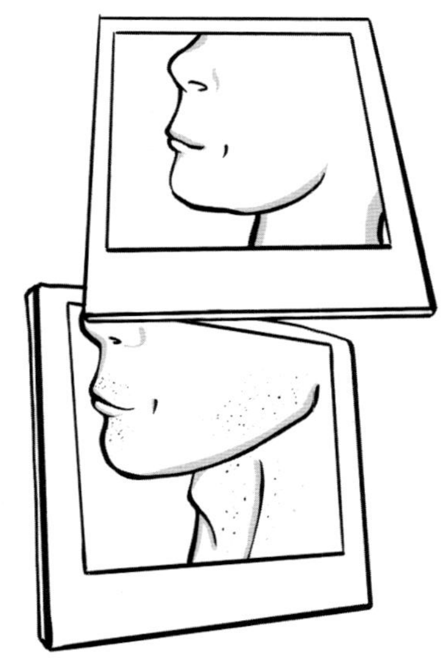

In der Pubertät sorgen Hormone in deinem Körper dafür, dass sich dein ganzer Körper verändert, wächst und erwachsen wird.
Hormone sind im Prinzip Briefträger in deinem Körper, die durch dein Blut in den ganzen Körper ausschwärmen. Sie überbringen allen Körperteilen die Botschaft, sich bereit zu machen und zu wachsen.
Bei Jungen ist ein sehr wichtiges Hormon das Testosteron.
Dabei wachsen bei Jungen oft als Erstes die Hoden. Sie werden etwas größer. Das merken viele Jungen noch gar nicht, aber das ist oft der Beginn der Pubertät. Gleichzeitig wachsen über dem Penis allmählich die ersten Haare. Am Anfang sind diese Haare noch glatt, mit der Zeit werden sie kräftiger und gekräuselt.

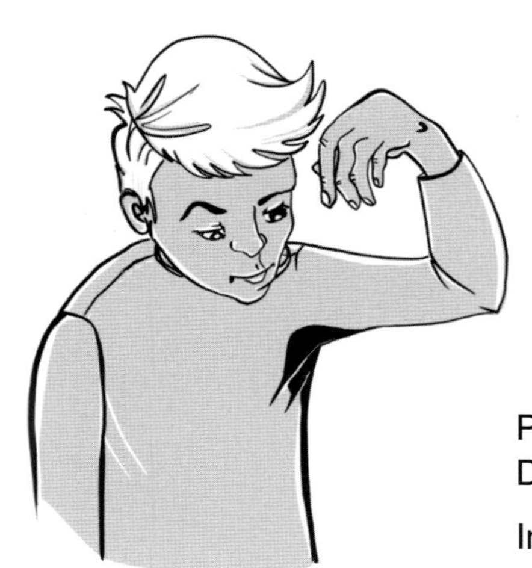

Ungefähr mit 13 Jahren wächst dein Adamsapfel. Das ist ein Teil des Kehlkopfes in deinem Hals, der größer wird und dann von außen zu sehen ist, und deine Stimme verändert sich. Das ist bei Jungen sehr unterschiedlich – manche merken kaum etwas davon und andere spüren das sehr stark, weil z. B. die Stimme an manchen Tagen ganz anders klingt. Manche Jungen bekommen während der Pubertät bereits richtig viel Barthaare oder Haare am Bauch, an den Beinen und an den Armen. Bei anderen dauert das vielleicht bis zum Ende der Pubertät. Manche bekommen auch als Erwachsene nur wenig Bart. Das kann von Mensch zu Mensch unglaublich unterschiedlich sein.

In der Pubertät wird auch die Haut erwachsen und verändert sich. Sie produziert mehr Fett. Manche bekommen deswegen öfter Pickel. Auch dein Körpergeruch verändert sich. Es kann sein, dass du mehr schwitzt als früher und Lust hast, ein Deo zu benutzen. Die Haut braucht jetzt mehr Pflege als zu der Zeit, als du noch ein Kind warst. In der Pubertät verändert sich so viel, dass du dich vielleicht manchmal fremd und komisch fühlst in deiner Haut oder dir Sorgen machst, ob du gut bist, so wie du bist.

Wahrscheinlich fragen sich das alle Menschen in der Pubertät. Schau doch, worauf du Lust hast und was du brauchst, um dich wohlzufühlen. Dein Körper ist genau richtig, so wie er ist.

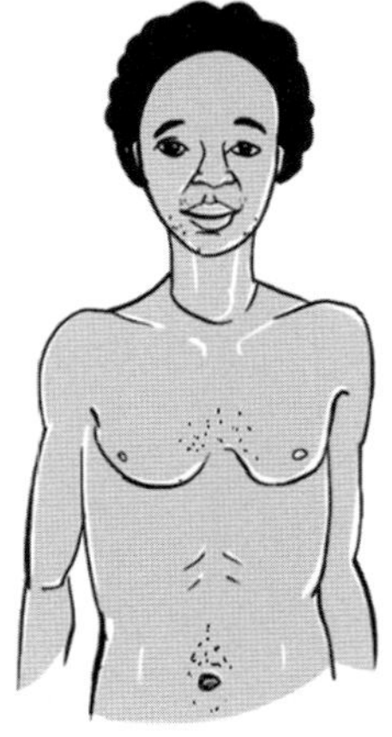

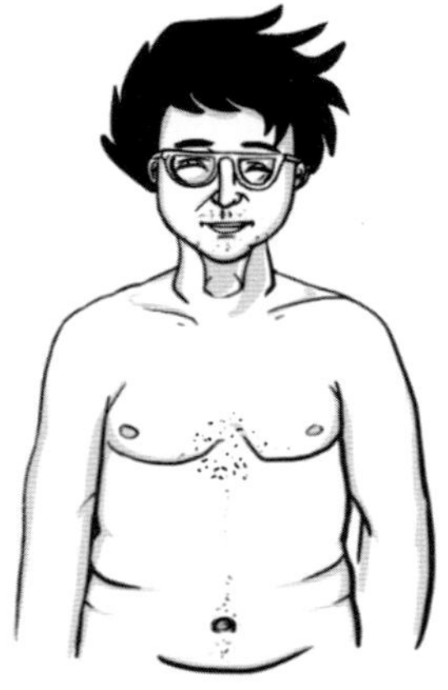

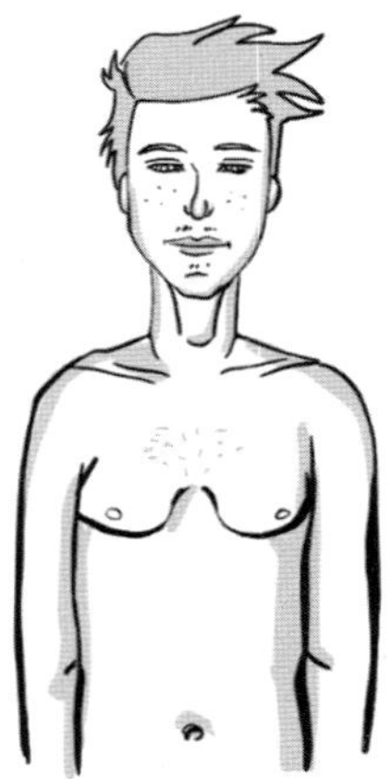

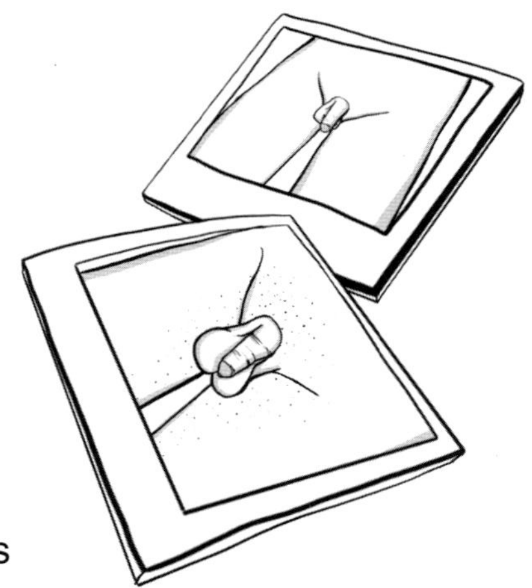

Auch die äußeren Geschlechtsorgane wachsen in der Pubertät. Meistens wachsen zuerst die Hoden und werden etwas größer. Die Haut der Hodensäcke wird dunkler. Über dem Penis und später auch an den Hodensäcken beginnen Haare zu wachsen. Allmählich beginnt der Penis zu wachsen, meistens erst in die Länge und dann in die Breite. Viele Jungs machen sich Sorgen, ob ihr Penis normal oder groß genug ist. Aber du musst dir darüber keine Sorgen machen. Jeder Penis wächst unterschiedlich, was die Form und die Größe angehen. Es gibt dabei kein richtig oder falsch. Viel wichtiger ist, dass du dich mit deinem Körper und mit deinem Penis wohlfühlst.

In deinem Körper, also in deinen inneren Geschlechtsorganen, verändert sich auch eine ganze Menge: In deinen Hoden beginnt zwischen dem 11. und 14. Lebensjahr die Spermienproduktion. Auf diesen Bildern siehst du, wie Penis und Hoden gewachsen sind. Auf der unteren Abbildung sind sie schon viel größer, es sind Haare gewachsen und in den Hoden beginnt die Spermienproduktion. Dann kann es sein, dass aus deinem Penis irgendwann zum ersten Mal Sperma oder Samenflüssigkeit herauskommt. Bei manchen Jungs passiert das auch nachts im Schlaf. Manche Jungs sind dann erst mal unsicher, wie sie damit umgehen sollen oder finden es unangenehm, wenn plötzlich Flüssigkeit aus dem Penis kommt. Da kannst du ausprobieren, was für dich gut passt: Das Sperma kannst du z. B. mit Taschentüchern auffangen. Und manchmal kann es passieren, dass der Penis einfach so steif wird, auch wenn du dir das gar nicht vorgenommen hast. Für manche Jungs ist das ein komisches oder auch peinliches Gefühl. Aber es gibt nichts, was dir daran peinlich sein muss. Bei Mädchen kann es so etwas Ähnliches passieren, wenn die Vagina plötzlich kribbelt oder die Klitoris größer wird. Bei Mädchen ist es nur etwas versteckter.

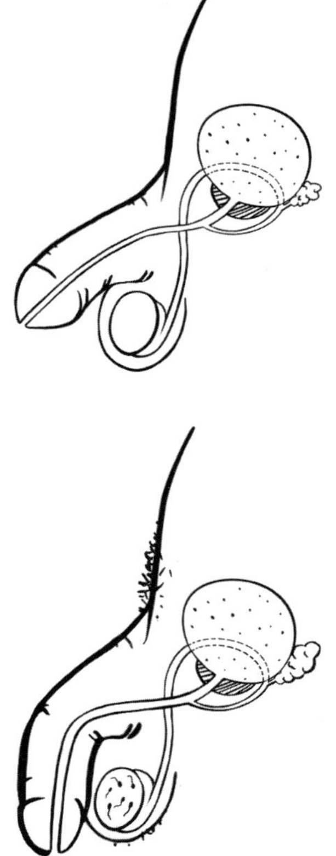

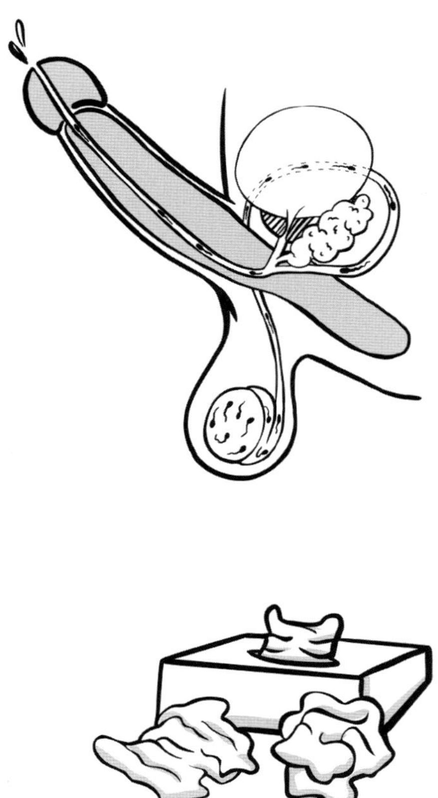

AB: Was in der Pubertät passiert – Freunde, Hobbys, Interessen

Meistens interessieren sich Jugendliche in der Pubertät plötzlich für ganz andere Dinge als noch vor zwei Schuljahren. Trotzdem haben manche noch ihren Kuschelteddy oder ihr Lego herumstehen und spielen gerne noch damit.

Aufgabe:

Was sind die Interessen der Jugendlichen auf dem Arbeitsblatt? Wie fühlen sie sich?
Was bedeutet Pubertät für dich?

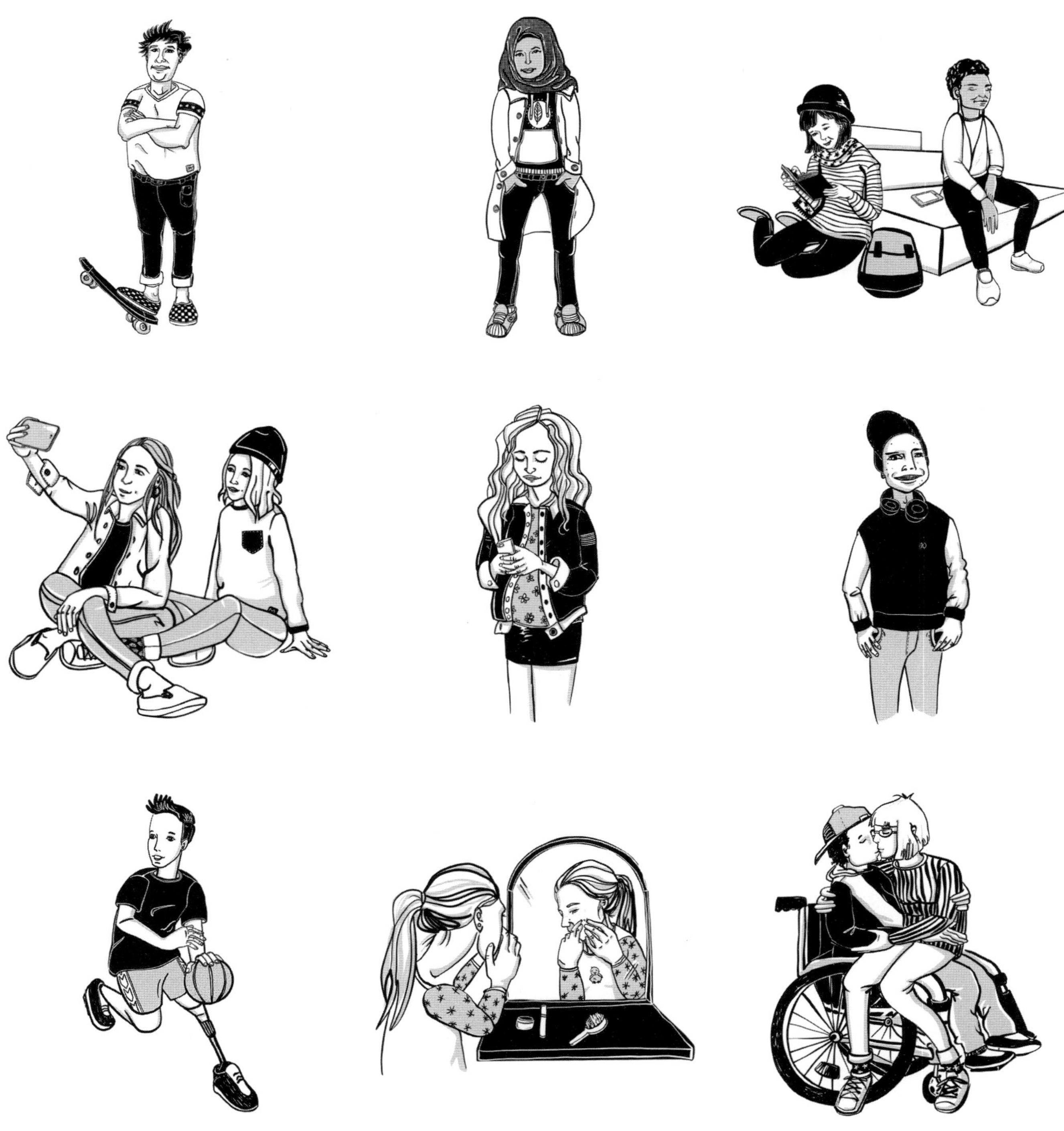

AB: Was in der Pubertät passiert – den eigenen Körper entdecken

Für viele Menschen ist es etwas ganz Alltägliches, auch wenn selten wirklich darüber gesprochen wird: Selbstbefriedigung. Das bedeutet, dass Menschen sich selbst an den Geschlechtsorganen anfassen, um sich Lustgefühle zu machen. Selbstbefriedigung hat viele verschiedene Bezeichnungen: Solosex, Masturbation, onanieren, sich einen runterholen, es sich selbst machen …
Aber es bedeutet immer dasselbe: Menschen haben Lust, den eigenen Körper, die eigenen Geschlechtsorgane zu berühren, so wie sie das möchten und dabei vielleicht Fantasien zu haben, um herauszufinden, was sich gut und lustvoll anfühlt.

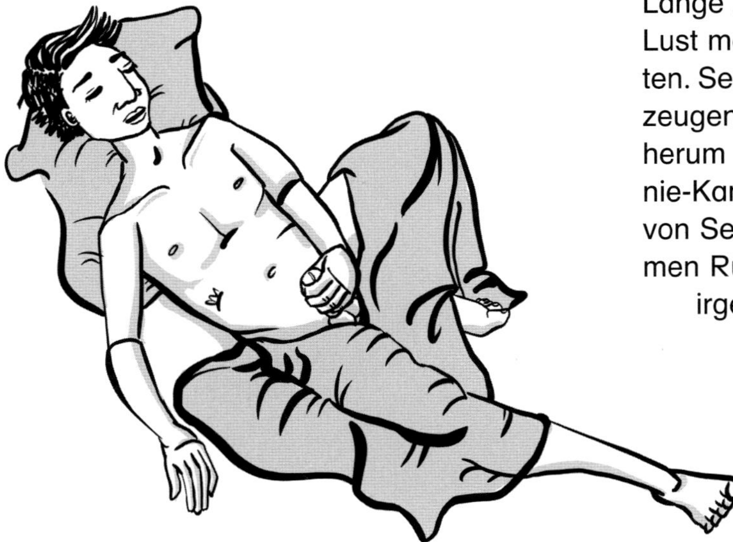

Lange Zeit wurde das nicht gern gesehen: Sich selbst Lust machen war etwas, was Menschen nicht tun sollten. Sexualität sollte nur in der Ehe und nur zum Kinderzeugen praktiziert werden. In Europa gab es um 1800 herum (und teilweise bis heute) sogenannte „Anti-Onanie-Kampagnen“: Dabei wurde erzählt, dass Menschen von Selbstbefriedigung blind werden oder einen krummen Rücken bekommen oder das Sperma beim Mann irgendwann aufgebraucht sein könnte.
Heute weiß man, dass das nicht stimmt. Selbstbefriedigung ist etwas, was sich sehr angenehm, lustvoll, entspannend und erleichternd anfühlen kann.
Es kann dir dabei helfen, dich in deinem Körper gut zu fühlen und zu verstehen, wie dein Körper tickt. Sexualität, also z. B. auch küssen und Lust empfinden, sind nämlich auch Dinge, die Menschen lernen und üben, damit es sich schön und gut anfühlt – ein bisschen wie Fahrrad fahren.
Wir lernen also, wie Erregung und Lust sich anfühlen und wie wir damit umgehen können. Und dafür ist Selbstbefriedigung sehr sinnvoll.

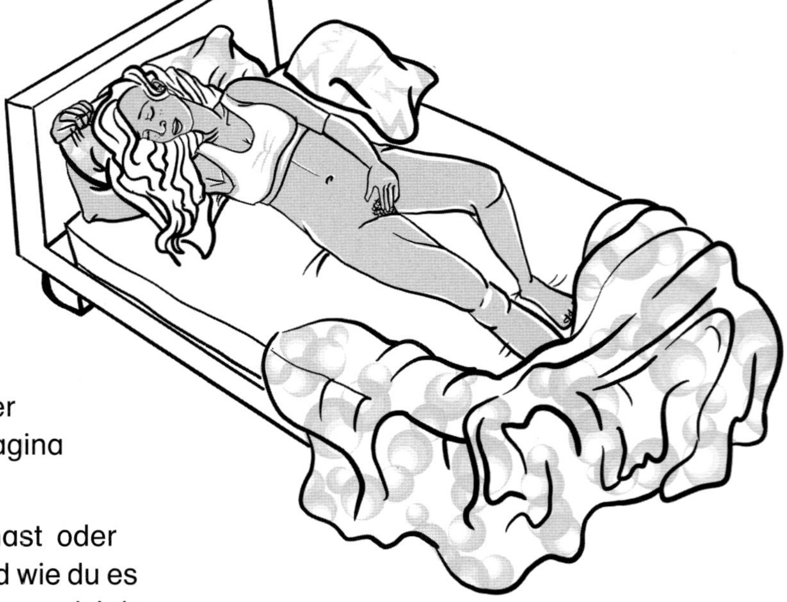

Sowohl Jungs als auch Mädchen befriedigen sich selbst. Dabei reiben sich manche z. B. an einem Kissen oder einer Decke. Viele fassen sich dabei aber auch an: Jungs können ihren Penis oder ihre Eichel mit schnellen oder langsamen Bewegungen reiben. Mädchen können ihre Klitoris streicheln oder reiben und manche mögen es auch, einen Finger oder z. B. einen Dildo zu benutzen und in die Vagina einzuführen.

Egal, ob du auf Selbstbefriedigung Lust hast oder nicht, ob du es öfter machst oder gar nicht und wie du es machen willst – wenn du es genießt, ist es genau richtig.

3.2.5 Ein Blick nach da unten: Wie sehen die Geschlechtsorgane aus?

Hintergründe und Wissenswertes für Lehrkräfte

Die äußeren Geschlechtsorgane des Menschen sind diejenigen, die schon ganz zu Beginn unseres Lebens mit großem Interesse angeschaut werden: Die Frage „Was ist es denn – ein Mädchen oder ein Junge?" ist für die meisten Eltern oder das Umfeld von größter Wichtigkeit. Es prägt dann unser Leben sehr stark: Was soll das Kind anziehen? Wie soll es sich verhalten? Was sind wünschenswerte Verhaltensweisen, welche nicht?

Auch für Kinder und Jugendliche sind diese Organe von großem Interesse, aber auch mit Mythen, Unsicherheiten und Halbwahrheiten besetzt: „Wie groß ist der Durchschnittspenis?" „Ist es normal, dass ..." sind die am häufigsten offen gestellten Fragen zu den Geschlechtsorganen in sexualpädagogischen Veranstaltungen.
Andere Fragen wie „Kann beim Sex Urin herauskommen?", „Wie viele Eingänge hat die Frau?", „Muss das erste Mal wehtun?" oder „Wie befriedigen sich Menschen selbst?" zeigen, dass das Wissen über die Sexualorgane von Menschen heiß begehrt, aber auch mit Ängsten und diversen Vorstellungen besetzt ist. Jüngere Klassen in der Grundschule und der 5. Klasse sind hier meist noch offener und neugieriger als Klassenstufen, die sich in der (frühen) Pubertät befinden und für die das Thema oft schon mit Scham und vielen Normvorstellungen verbunden ist.

Die Sexualorgane des Menschen sind so vielfältig gestaltet wie die Gesichter und Körper von Menschen insgesamt. Obwohl man meinen könnte, dass Jugendliche durch die medialen Zugänge heute viel aufgeklärter seien und auch mehr Wissen über die Vielfalt der Sexualorgane hätten, bietet das Internet doch häufig eher normierende oder verunsichernde Darstellungen. So sind Vulven in pornografischen Darstellungen eher kindlich mit kleinen inneren Lippen oder völlig enthaart. Alles andere findet sich höchstens in Sonderkategorien wieder oder wird als Abweichung dargestellt. Von Männern sieht man meistens lediglich den Penis, der zumeist vor allem groß sein muss. Die Schönheitsindustrie wirbt zunehmend mit Pflegeprodukten für frisches Gefühl und frischen Geruch auch im Intimbereich.
Bei Kindern und Jugendlichen entsteht so schnell Verunsicherung, ob der eigenen Körper „normal" ist. Gerade Mädchen beschäftigt die Frage, ob das eigene Geschlechtsorgan o.k. ist oder ob man sich davor ekeln sollte, wie immer wieder Studien zeigen[10]. Aber auch Jungen sehen sich einem starken Normdruck ausgesetzt, was die Größe und Leistungsfähigkeit eines Penis angehen.

Für den Unterricht:
Interessanterweise sind die Geschlechtsorgane ein Thema, das fast immer im Biologieunterricht behandelt wird. Und doch bleibt es dabei häufig bei schematischen Darstellungen und sachlicher Informationsweitergabe. Besonderheiten und Funktionen wie Selbstbefriedigung und Lustgefühl oder der Wunsch nach „Normabgleich" werden meist nicht thematisiert und die Schülerinnen und Schüler können ihre Fragen dazu nicht stellen.
Diese Situation lässt sich u. a. auch daraus erklären, wie über die Geschlechtsorgane gesellschaftlich gesprochen wird. Versuchen Sie mal, sich zu erinnern, was Sie bisher dazu in Schulbüchern gelesen haben: Welches Wissen wird in Schulbüchern weitergegeben?

Häufig wird Geschlechtsverkehr erklärt, indem gesagt wird, dass der Penis des Mannes steif werden und er einen Orgasmus und Samenerguss haben kann. Bei Mädchen wird zumeist lediglich erklärt, dass die Frau eine Scheide hat, die feucht wird, um den Penis aufzunehmen.

---

[10] vgl. https://www.nzz.ch/wochenende/gesellschaft/intimchirurgie-der-einfluss-von-pornografie-und-jugendkult-ld.1541015 (23.6.2020)

In vielen Schulbüchern findet sich zudem keine oder nur eine punktartige Darstellung der Klitoris. So lernen Mädchen eine sehr funktionsgebundene Art, über ihr Sexualorgan zu sprechen, und außerdem bleiben viele Informationen unvermittelt: Wie ist das mit dem „Jungfernhäutchen"? Was genau ist die Klitoris? Wie fühlt sich Lust und Erregung eigentlich an, vor allem bei Frauen? Muss das erste Mal wehtun, weil irgendetwas reißt? Wie fühlt sich Geschlechtsverkehr gut an und was ist ein Orgasmus?

Für die Sexuelle Bildung im schulischen Kontext heißt das, diesem Thema sachlich und sensibel den nötigen Raum zu geben. Das kann beispielsweise umgesetzt werden, indem Kinder und Jugendliche anonym ihre Fragen stellen und ihre Interessen zum Thema einbringen können. Aber auch der Zugang zu vielfältigen Darstellungen in Form von Zeichnungen kann Zweifel und Normierungen aufweichen. Es ist dabei besonders wichtig, dass die vermittelnde Lehrkraft sensibel und nicht wertend mit ihrer Sprache umgeht. Sie können z. B. die Klasse in die Entscheidung einbeziehen, welche Wörter für die Bezeichnung der Geschlechtsorgane für alle angemessen sind und welche nicht. Sie sollten auch darauf achten, nicht normierend z. B. von „kleinen" und „großen" „Scham"-Lippen zu sprechen. Denn dies klingt erstens nach schämen und zweitens verschweigt diese Darstellung, dass die inneren Lippen oft größer und länger sind als die äußeren. Eine Alternative wäre: innere und äußere Lippen oder Vulvalippen.

Dieses Kapitel nähert sich dem Thema Geschlechtsorgane deswegen vielfältig und versucht, auch Mythen und Halbwissen aufzuklären.

Vor allem Mädchen sind oft über ihre eigenen Geschlechtsorgane sehr wenig informiert bzw. ist der Blick auf sich selbst mit viel Scham, Unsicherheit und Normgedanken besetzt. Im Rahmen der Sauberkeitserziehung wird es Mädchen oft weniger zugestanden, sich selbst kennenzulernen und z. B. anzufassen, als Jungen. Jungen lernen z. B. viel öfter, dass es in Ordnung ist, im Stehen zu urinieren und dabei den eigenen Penis anzufassen. Hier sind Eltern und auch Fachkräfte in Kitas oft entspannter bei Jungen. Aber auch bei ihnen besteht viel Unsicherheit hinsichtlich der Funktionsweisen und Normvorstellungen. Es ist wichtig, die Geschlechtsorgane, Bau und Funktion sowie Unterschiede sensibel zu thematisieren und keinen Mangel herauszustellen, sondern Vielfalt als „Normalzustand" zu betonen.

Erklärungen zu den Arbeitsblättern

Auf den Arbeitsblättern zum Thema finden Sie zunächst je ein Blatt, auf dem ein Junge und ein Mädchen sich selbst anschauen, und darunter eine Darstellung der äußeren, männlichen und weiblichen Geschlechtsorgane. Diese Darstellungen sollen deutlich machen, dass die Geschlechtsorgane Körperteile sind wie alle anderen auch. Sie können angeschaut werden und man kann über sie sprechen so wie über Hände, Füße und Gesichter.
Sie könnten die Klasse nach dem gemeinsamen Einstieg den Text lesen und dann in kleinen Expertengruppen das Arbeitsblatt ausfüllen lassen: Welche Teile sind von außen sichtbar? Dieses können Sie dann z. B. gemeinsam an der interaktiven Tafel auswerten.
Wenn Sie im Vorfeld des Themas eine anonyme Fragenbox aufgestellt haben, können Sie hier entsprechende Fragen beantworten oder auch durch die Klasse selbst beantworten lassen.
Auf den nächsten Arbeitsblättern finden Sie einen Erklärtext sowie Darstellungen der inneren Geschlechtsorgane.

Als Letztes folgen zwei Arbeitsblätter mit einer gezeichneten Ausstellung von ganz unterschiedlichen Geschlechtsorganen. Dieses Blatt dient der kritischen Auseinandersetzung mit Normen und Vorgaben und soll Austausch über Vielfalt erreichen: Was ist „normal"?

Methodische Anregungen zum Einstieg

Mit einer Klasse zu diesem Thema ins Gespräch zu kommen, ist für viele Lehrkräfte verständlicherweise erst einmal eine Herausforderung, kann aber ein guter Einstieg in den Themenbereich Sexualerziehung sein. Denn Begriffe für Geschlechtsorgane, so vielfältig wie provokant, sind in den meisten Schulen ohnehin ständig in der Luft und können deswegen gut direkt als Einstieg genutzt werden, bei dem die Schülerinnen und Schüler in ihrem Wissen auch direkt einbezogen sind. Es ist dabei wichtig zu berücksichtigen, dass leicht Schamgefühle auftreten können und Kinder und Jugendliche manchmal auch deswegen provozieren, weil sie der Beschämung entgehen wollen. Der Unterricht sollte deswegen möglichst so gestaltet werden, dass niemand direkt angesprochen wird oder in irgendeiner Form beschämt oder bloßgestellt ist. Umso wichtiger ist es, mit der Klasse gemeinsam zu schauen, welche Umgangsregeln für das Thema vereinbart werden sollen oder was mit der Lehrkraft besprochen werden soll und was nicht.[11]

[11] vgl. „Synonyme sammeln", Seite 25

AB: Wie sehen die Geschlechtsorgane aus? – Die weiblichen Geschlechtsorgane von außen

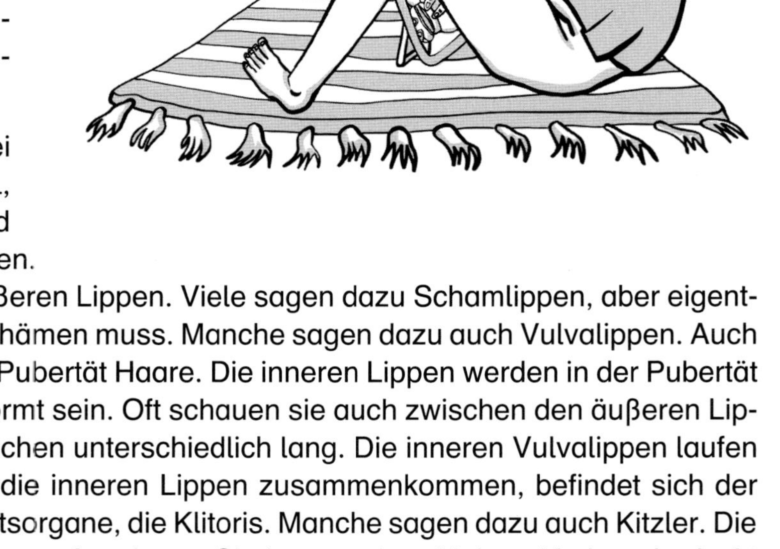

Das Allerwichtigste zuerst: Es gibt überhaupt kein „normal“ und „nicht normal“, wenn es um Geschlechtsorgane geht. Die Geschlechtsorgane aller Menschen sehen nämlich sehr unterschiedlich aus, genau wie alle Körper und Gesichter von Menschen verschieden sind. Aber die meisten Leute haben trotzdem entweder einen Penis oder eine Vulva. Wenn sich ein Mädchen oder eine Frau im Spiegel ansieht, dann kann sie die äußeren Teile ihres Geschlechtsorgans sehen. Alles, was von außen zu sehen ist, nennt man Vulva. Die Scheide oder Vagina ist das Wort für den Eingang und den Gang, der in den Körper hineinführt.

Die äußeren Geschlechtsorgane bestehen bei Frauen und Mädchen aus dem Venushügel, das ist der kleine Hügel zwischen Bauch und Vulva, auf dem in der Pubertät Haare wachsen. Außerdem gehören dazu die inneren und äußeren Lippen. Viele sagen dazu Schamlippen, aber eigentlich gibt es ja gar nichts, worüber man sich schämen muss. Manche sagen dazu auch Vulvalippen. Auch an den äußeren Vulvalippen wachsen in der Pubertät Haare. Die inneren Lippen werden in der Pubertät größer und können sehr unterschiedlich geformt sein. Oft schauen sie auch zwischen den äußeren Lippen hervor. Manchmal sind sie auch ein bisschen unterschiedlich lang. Die inneren Vulvalippen laufen oben Richtung Bauch zusammen. Dort, wo die inneren Lippen zusammenkommen, befindet sich der empfindlichste Teil der weiblichen Geschlechtsorgane, die Klitoris. Manche sagen dazu auch Kitzler. Die Klitoris ist die kleine Perle, die man von außen sehen kann. Sie ist von einer kleinen Vorhaut bedeckt und eigentlich viel größer als die Perle. Sie kann sich, genauso wie der Penis bei den Jungs, mit Blut füllen und größer werden. Das kann sich sehr aufregend und kribbelig anfühlen. Der größte Teil der Klitoris liegt aber innen im Körper und nicht außerhalb. Deswegen sehen wir von außen nur die Perle.

Außerdem hat die Frau mehrere Öffnungen: eine kleinere Öffnung für den Urin, diese nennt man Harnröhrenausgang. Die größere Öffnung weiter unten nennt man Scheide oder Vagina. Hier kommt bei den Mädchen das Blut heraus, wenn sie ihre Tage haben. Es ist aber auch normal, dass aus der Vagina immer ein bisschen Ausfluss herauskommt, denn die Wände der Vagina geben immer ein bisschen Feuchtigkeit ab, damit es für Bakterien schwerer ist, in den Körper zu gelangen.

Vielleicht hast du schon mal das Wort „Jungfernhäutchen“ gehört. Manche denken, dass es ein Häutchen gibt, dass den Eingang zur Vagina verschließt und dass ein Mädchen deswegen blutet, wenn Sie das erste Mal Geschlechtsverkehr hat und das Häutchen dann kaputtgeht. Das stimmt aber nicht, die Vagina ist nicht verschlossen. Wenn ein Mädchen das erste Mal mit jemandem schläft, sodass der Penis in die Vagina eingeführt wird, muss es überhaupt nicht wehtun oder bluten. Sondern es kann sich einfach sehr gut anfühlen, aber auch ein bisschen aufregend oder ungewohnt.

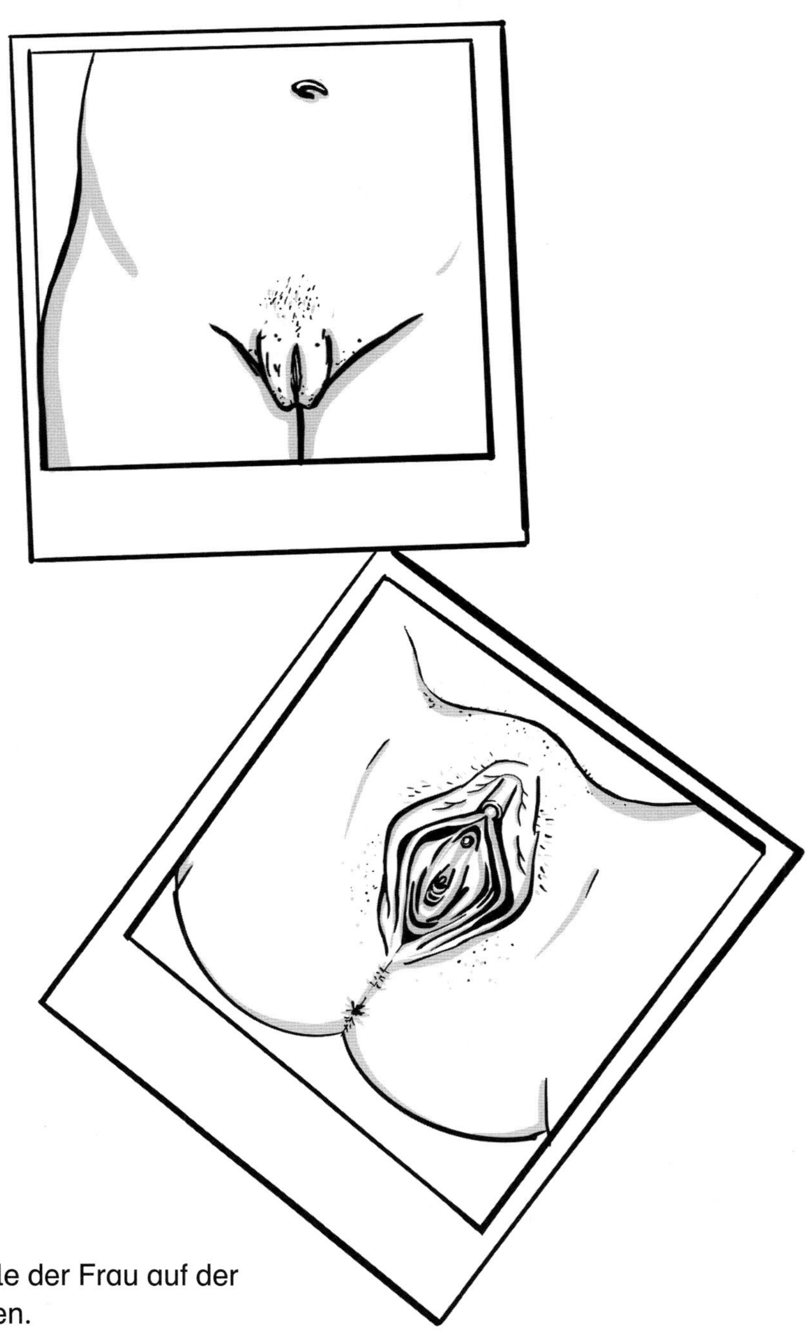

Aufgaben:

1. Versuche, alle Körperteile der Frau auf der Zeichnung wiederzufinden.
2. Beschrifte die Geschlechtsorgane der Frau an der Zeichnung auf dem Arbeitsblatt.
   Kannst du alles zuordnen?

   Venushügel mit Haaren *äußere Lippen* *innere Lippen* *Klitoris*

   Klitorisvorhaut *Öffnung der Harnröhre* *Eingang zur Vagina*

3. Überlege:
   - Wo wachsen bei Mädchen und Frauen die Schamhaare?
   - Was ist die empfindlichste Stelle an den weiblichen Geschlechtsorganen?
   - Weißt du, wann bei den Mädchen die Haare am Geschlechtsorgan anfangen zu wachsen?
4. Recherchiere:
   - Was ist der Weißfluss?
   - Was ist die richtige Hygiene für die Vulva und die Vagina?

AB: Wie sehen die Geschlechtsorgane aus? – Die männlichen Geschlechtsorgane von außen

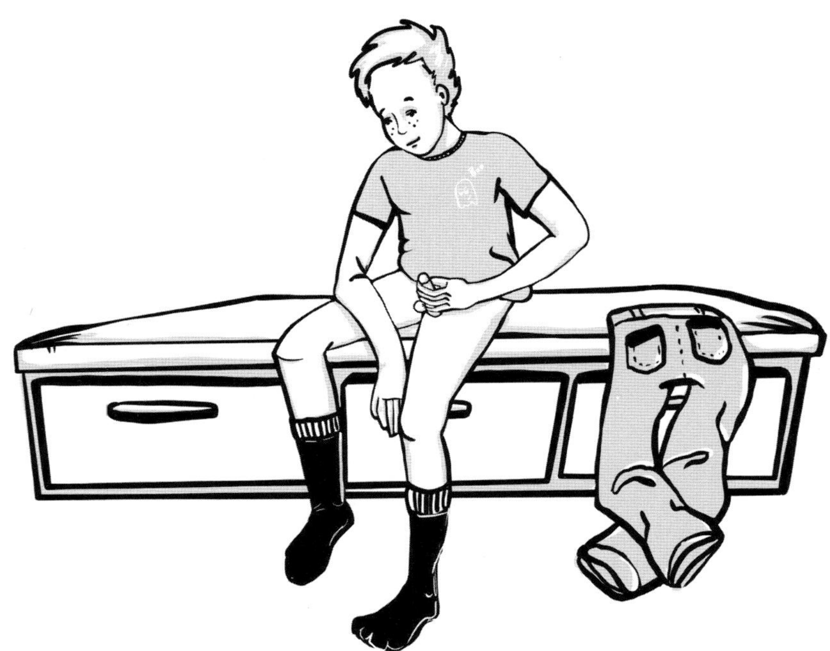

Das Allerwichtigste zuerst: Es gibt überhaupt kein „normal“ und „nicht normal“, wenn es um Geschlechtsorgane geht. Die Geschlechtsorgane aller Menschen sehen nämlich sehr unterschiedlich aus, genau wie alle Körper und Gesichter von Menschen sehr unterschiedlich aussehen. Aber die meisten Menschen haben trotzdem entweder einen Penis oder eine Vulva. Wenn sich ein Junge im Spiegel ansieht, dann kann er die äußeren Geschlechtsorgane sehr gut sehen. Als Erstes sieht man den Penis. Der Penis besteht aus der Peniswurzel, das ist der Penisansatz am Bauch. Außerdem gibt es den Penisschaft, das ist der Teil, den man von außen sehen kann. Ganz vorne am Penis kommt die Penisspitze, die man auch Eichel nennt.

Wenn ein Junge geboren wird, ist die Eichel fast immer von einer Vorhaut bedeckt. Die Vorhaut ist bei manchen Jungs länger, bei anderen kürzer. Sie schützt die Eichel und lässt sich meistens leicht zurückschieben. Es gibt auch Jungs und Männer, bei denen die Vorhaut entfernt wird. Das ist manchmal notwendig, weil die Vorhaut z. B. krank oder entzündet ist und sich nicht richtig zurückschieben lässt. Bei manchen Jungen oder Männern wird die Vorhaut aber auch aus religiösen Gründen entfernt. Wenn die Vorhaut entfernt wurde, sagt man, dass dieser Junge beschnitten ist. An der Spitze des Penis, also an der Eichel, befindet sich die Öffnung der Harn-Samen-Röhre. Jungen und Männer haben nur eine Öffnung, aus der entweder Urin herauskommt, wenn der Junge auf die Toilette geht, oder der Samen herauskommt, wenn der Junge oder der Mann einen Samenerguss hat.

Einen Samenerguss kann ein Mann meistens dann haben, wenn der Penis steif ist. Der Penis ist ein Schwellkörper, der sich mit Blut füllen, sodass er viel größer werden kann. Das ist ein bisschen wie ein Schwamm, der sich mit Wasser vollsaugt. Wenn der Penis steif ist, sagt man, der Junge oder Mann hat eine Erektion. Wenn der Penis steif wird, fühlt sich das meistens aufregend und kribbelig an. Besonders in der Pubertät kann es sein, dass der Penis ganz von allein steif wird, auch wenn es gerade gar nicht so passend ist, z. B. im Klassenzimmer. Das kann unangenehm sein, wenn sich die Erektion schlecht verstecken lässt und andere es merken. Manchmal hilft es dann, Sachen anzuziehen, in denen sich der Penis besser verstecken lässt.

Bei den Mädchen gibt es auch ein Körperteil, der sich mit Blut füllen und größer werden kann. Das ist die Klitoris.

Hinter dem Penis befindet sich der Hodensack. Am Hodensack beginnen in der Pubertät bei den Jungs Haare zu wachsen. Viele Männer bekommen auch über dem Penis Haare, am Bauch in Richtung Bauchnabel. Im Hodensack befinden sich zwei Hoden. Die fühlen sich ein bisschen wie zwei kleine Eier an. Dort wird der Samen produziert.

Man nennt das auch Sperma. Das ist eine weiße Flüssigkeit, in der viele winzig kleine Samenzellen schwimmen, mit denen die Eizelle einer Frau befruchtet werden kann. Bei den meisten Jungs kommt das erste Mal zwischen 11 und 14 Jahren Samen aus ihrem Penis.

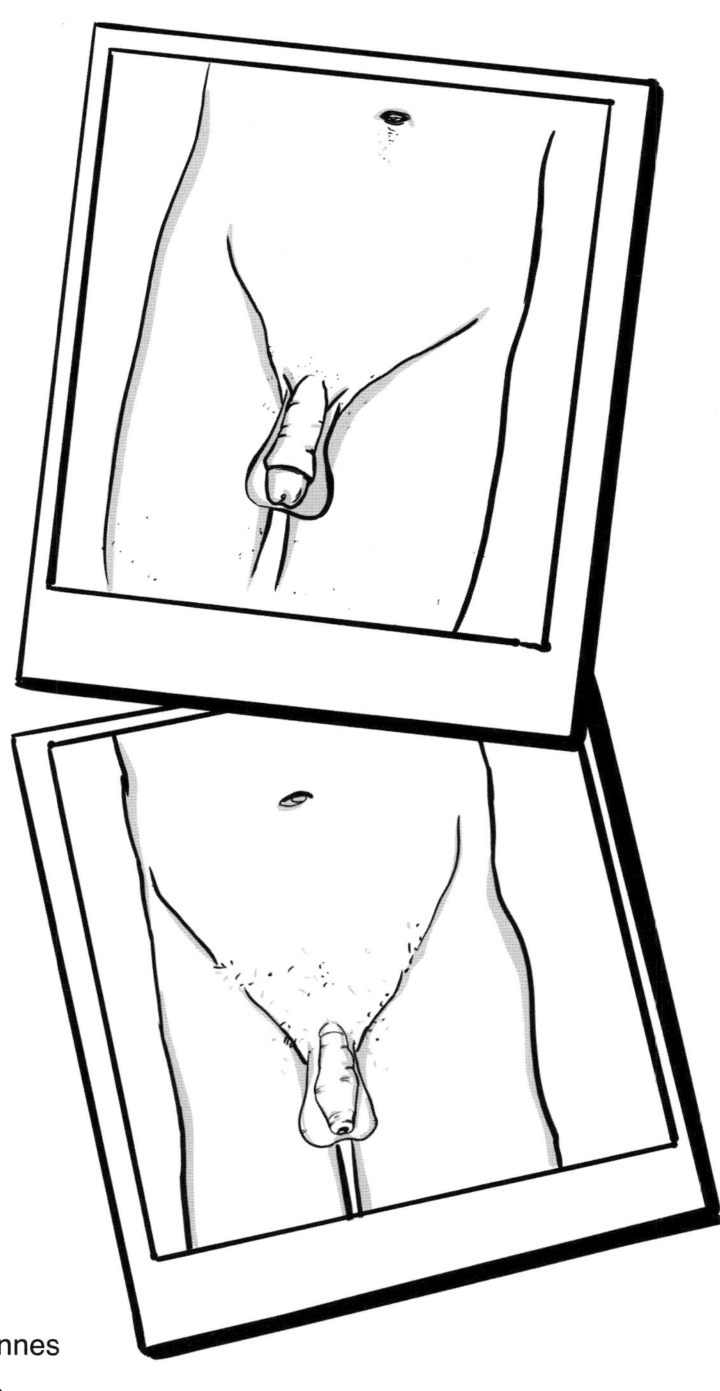

Aufgaben:

1. Versuche, alle Körperteile des Mannes auf der Zeichnung wiederzufinden.
2. Beschrifte die männlichen Geschlechtsorgane auf der Zeichnung auf dem Arbeitsblatt. Kannst du alles zuordnen?

   Penis *Peniswurzel* *Penisschaft* *Penisspitze (Eichel)* *Vorhaut*

   Hodensack *Intimbehaarung* *Penisöffnung (Harn-Samen-Röhre)*

3. Überlege:
   - Wo wachsen bei Jungen und Männern Haare am Geschlechtsorgan?
   - Warum haben manche Männer keine Vorhaut?
4. Recherchiere:
   - Was ist die richtige Hygiene für den Penis?
   - Warum sind die Hoden bei Männern außerhalb des Körpers?

AB: Wie sehen die Geschlechtsorgane aus? – Die weiblichen Geschlechtsorgane von innen

Wir haben uns schon angeschaut, wie die äußeren Geschlechtsorgane bei Frauen und Mädchen aussehen. Jetzt schauen wir uns an, wie die Körperteile aussehen, die bei Frauen innen im Bauch versteckt sind. Das sieht sehr anders aus als bei den Jungs und Männern im Bauch. Die meisten Frauen haben nämlich eine Gebärmutter und können deswegen schwanger werden.

Die Scheide oder Vagina führt in den Körper hinein. Sie endet am Muttermund. Das ist der Eingang zur Gebärmutter, der meistens fest verschlossen ist, damit die Gebärmutter geschützt ist. Die Gebärmutter ist eine kleine Höhle im Bauch hinter dem Bauchnabel. Darin kann ein Baby wachsen, wenn die Frau schwanger ist. Außen um die Gebärmutterhöhle herum ist eine dicke Muskelschicht. Denn die Gebärmutter ist ein sehr starker Muskel, der bei der Geburt hilft, das Kind auf die Welt zu bringen.
Die beiden Kugeln neben der Gebärmutter sind die Eierstöcke. In den Eierstöcken hat jedes Mädchen von Geburt an viele Tausend winzig kleine Eizellen. Wenn Mädchen in die Pubertät kommen, wird zum ersten Mal eine dieser vielen Eizellen reif. Das heißt, die könnte dann von einer Samenzelle befruchtet werden und ein Baby könnte entstehen.
Von den Eierstöcken führen kleine Schläuche in die Gebärmutter. Das sind die Eileiter. Wenn eine Eizelle reif wird, springt sie aus dem Eierstock in diesen Eileiter hinein und wird dann Richtung Gebärmutter transportiert.

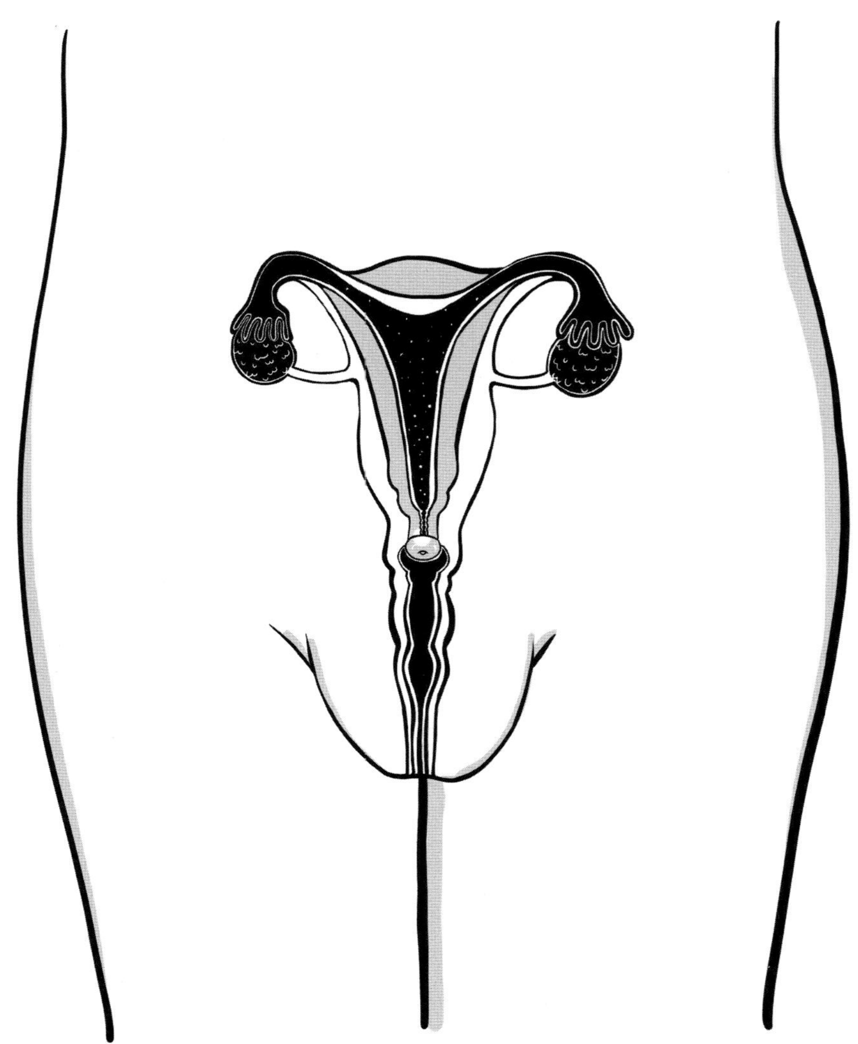

Von der Seite betrachtet sieht das noch etwas anders aus:

Hier siehst du wieder, wie die Vagina in den Körper führt. Die Wände der Vagina sehen ein bisschen geriffelt aus. Du kannst sehen, wo die Vagina endet: am Muttermund, der den Eingang zur Gebärmutter bildet. Von der Seite sieht man noch besser, dass die Gebärmutter von einem dicken Muskel umgeben ist, der die Gebärmutterhöhle schützt. Über der Gebärmutter kannst du wieder die Eierstöcke sehen. Vor der Gebärmutter liegt bei Frauen und Mädchen die Harnblase. Wenn sie auf Toilette müssen, kommt der Urin aus der kleinen Öffnung der Harnröhre heraus. Du kannst hier auch sehen, dass die Klitoris, die man von außen nur als Perle sieht, im Körper ziemlich groß ist. Sie geht bis zur Vagina. Die Klitoris ist so ähnlich wie der Penis bei den Jungs: Auch sie ist ein Schwellkörper, der sich mit Blut füllen und größer werden kann. Das kann sich für Mädchen schön, kribbelnd und aufregend anfühlen. Du kannst auf den Zeichnungen sehen, dass die Klitoris viel größer werden und die Vagina weiter werden kann bei sexueller Erregung.
Ganz hinten am Po siehst du den Darm und den Ausgang vom Darm. Manche sagen dazu Poloch oder Anus.

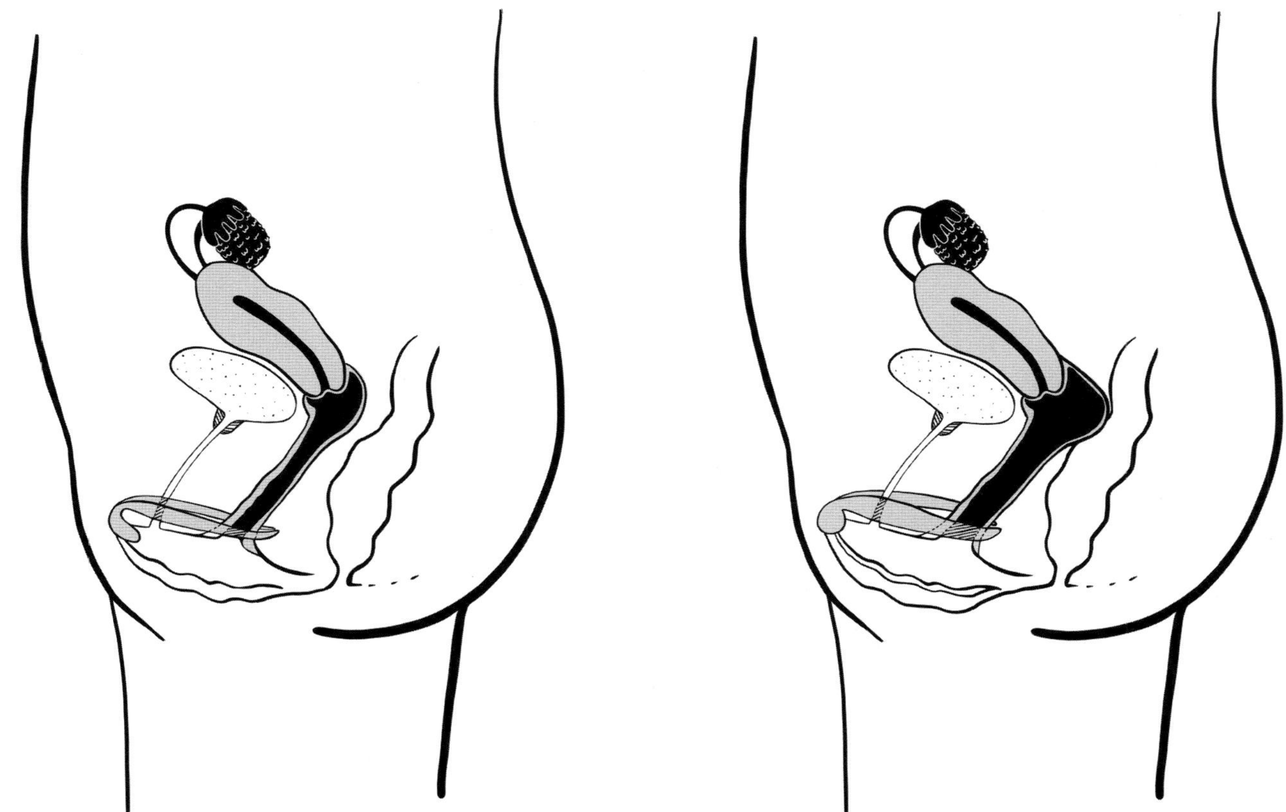

AB: Wie sehen die Geschlechtsorgane aus? – Die männlichen Geschlechtsorgane von innen

Du kannst hier sehen, dass der Penis innen Schwellkörper hat, die sich mit Blut füllen können, wenn der Penis größer und steif wird. Über dem Penis, im Bauch des Mannes, ist die Harnblase. Wenn der Junge oder der Mann auf die Toilette muss, dann kommt der Urin aus der Röhre durch den Penis heraus.

Hinter dem Penis siehst du die Hoden im Hodensack. Dort werden die Samenzellen gebildet. Von den Hoden aus verlaufen die Samenleiter, die die Samenzellen Richtung Penis transportieren. Dabei kommen die Samen durch die Prostata und durch die Bläschendrüsen. Die Prostata befindet sich unter der Harnblase. Aus der Prostata bekommen die Samenzellen sehr viel Flüssigkeit, die sie brauchen, um sich zu bewegen, wenn sie aus dem Penis herauskommen. Das alles, die Samenzellen und die Flüssigkeit aus der Prostata, kommt dann als Sperma oder Samenflüssigkeit aus dem Penis heraus.
Der Penis hat nur eine Öffnung, aus der Urin und Samenflüssigkeit herauskommen. Das ist die Öffnung der Harn-Samen-Röhre. Bei einer Vulva ist das anders, da gibt es zwei Öffnungen.
Du musst dir keine Sorgen machen, dass aus dem Penis gleichzeitig Samenflüssigkeit und Urin herauskommt. Wenn der Penis steif ist, kann eigentlich kein Urin aus dem Penis herauskommen. Dann ist nämlich die Prostata geschwollen und drückt den Weg aus der Harnblase zu. Deswegen ist es auch leichter auf Toilette zu gehen, wenn der Penis schlaff ist.

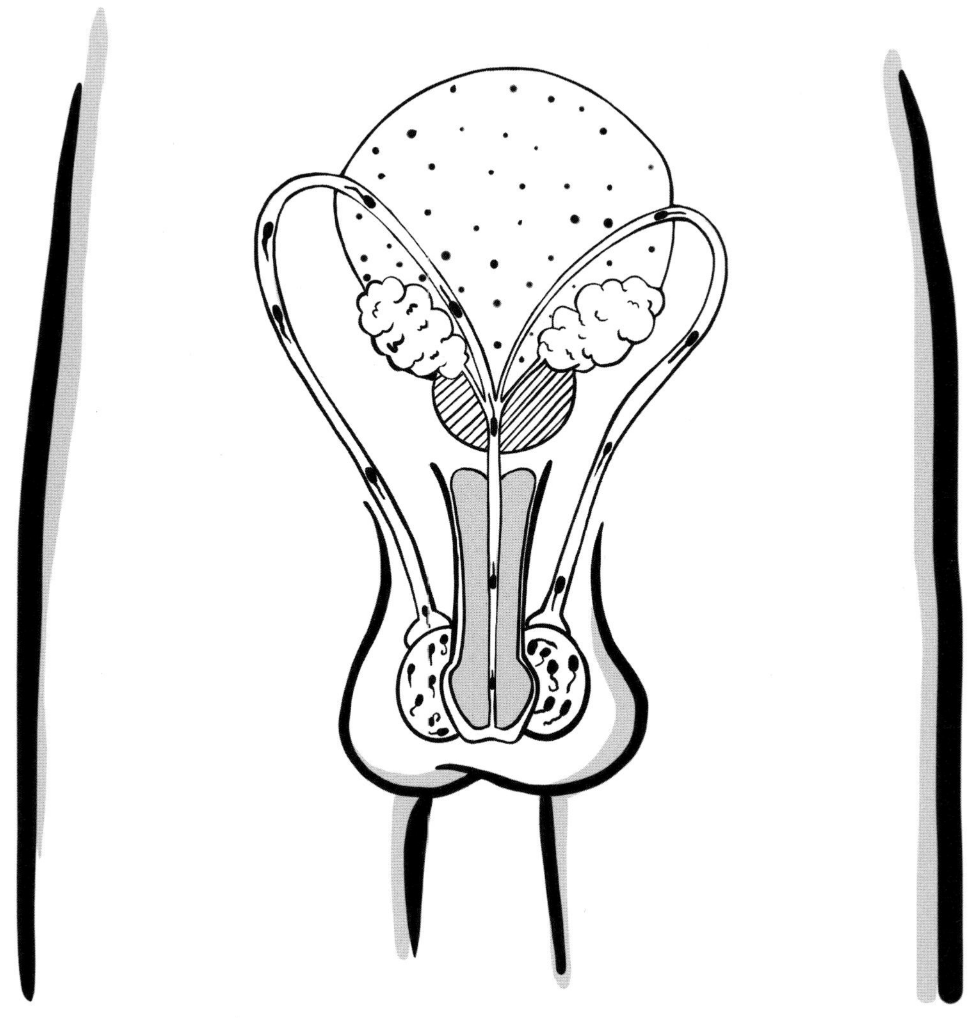

Von der Seite betrachtet sieht das noch ein bisschen anders aus:

Der Penis und die Schwellkörper des Penis kann man von der Seite sehr gut sehen. Hier kannst du auch erkennen, dass der Penis eigentlich länger ist als der Teil, der außen ist. Ein Teil des Schwellkörpers befindet sich nämlich innen im Körper.
Die Harnblase sammelt den Urin, der dann durch die Röhre des Penis herauskommt.
Die Samenzellen werden in den Hoden gebildet. Bei einem Samenerguss kommen die Samenzellen durch die Samenleiter an der Prostata vorbei, wo ganz viel Flüssigkeit dazukommt. Diese Flüssigkeit und die Samenzellen kommen dann als Sperma vorne aus dem Penis heraus.
Ganz hinten am Po siehst du den Darm und den Ausgang vom Darm. Manche sagen dazu Poloch oder Anus.

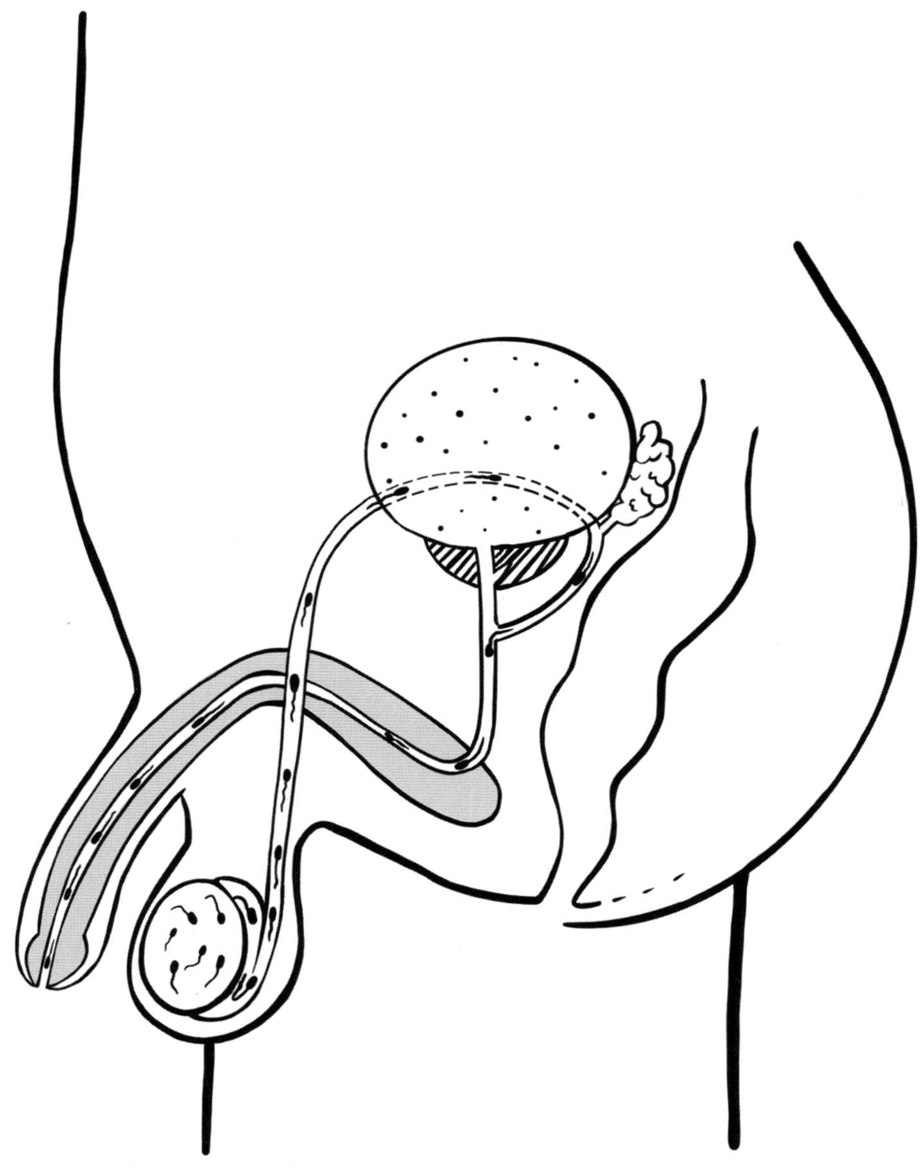

AB: Vulva-Galerie

Hier kannst du sehen, wie unterschiedlich die Vulva aussehen kann.

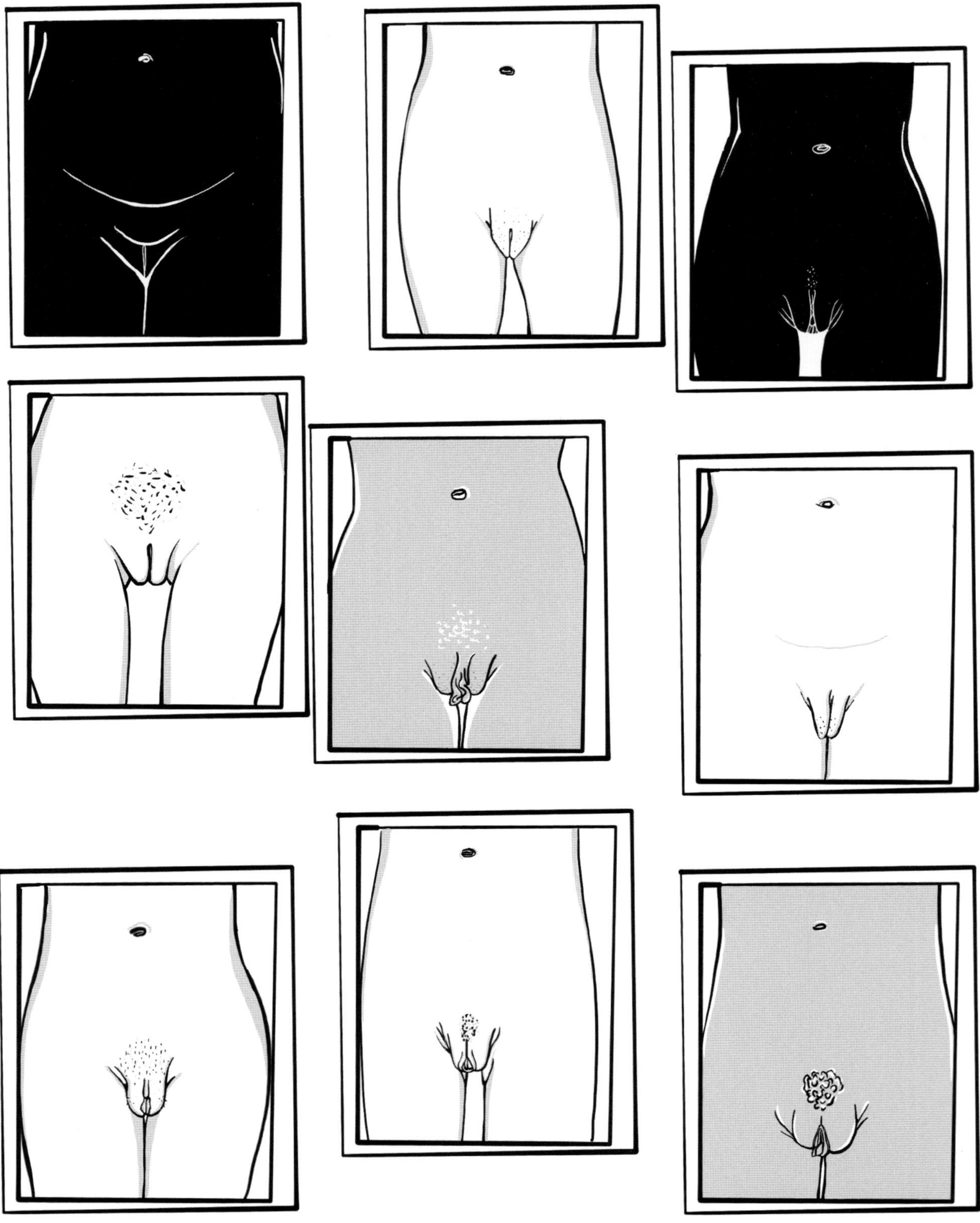

Aufgabe:

Welche Unterschiede fallen dir auf?

AB: Penis-Galerie

Hier kannst du sehen, wie unterschiedlich der Penis und die Hoden aussehen können.

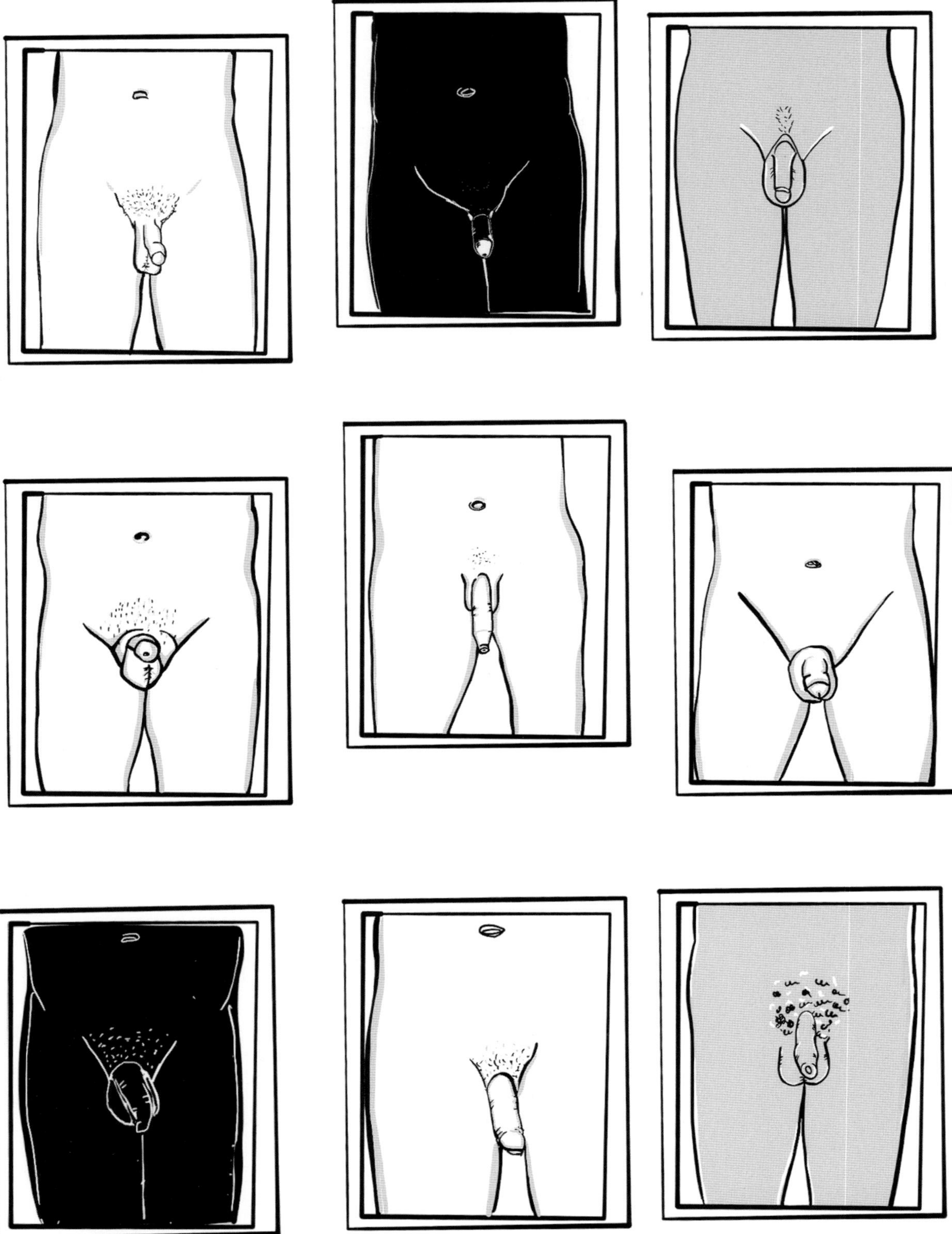

Aufgabe:

Welche Unterschiede fallen dir auf?

3.3 Freundschaft, Liebe, Sexualität

In diesem Abschnitt werden Methoden vorgestellt, die Sexualität über die biologischen Fakten hinaus in ihrer Komplexität, ihrer Beziehungskomponente thematisiert und Kommunikation über Werte, Gefühle und Meinungen anregt.

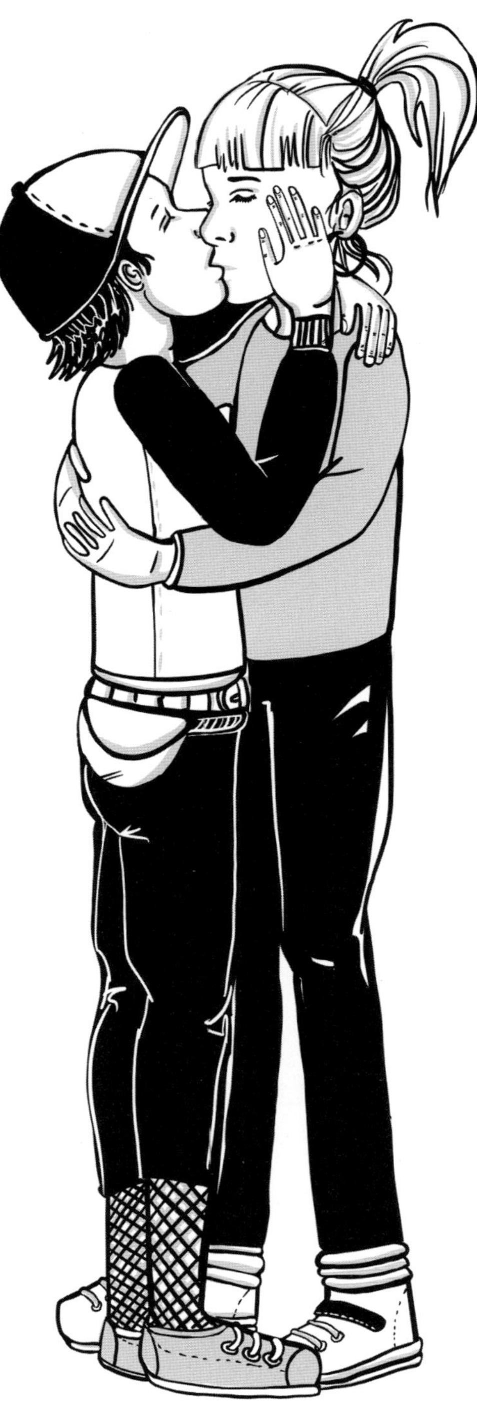

3.3.1 Cis, Trans, Inter ...?! Vielfältige Geschlechtlichkeiten

Hintergründe und Wissenswertes für Lehrkräfte

Geschlecht ist eine der wichtigsten identitätsstiftenden Eigenschaften in unserer Gesellschaft. Kinder beschäftigen sich von Anfang an intensiv damit, wer Junge oder Mädchen ist, was sie selbst sind und was sie beobachten, was von Jungen und Mädchen erwartet wird. Schon kleine Kinder sind eifrig damit beschäftigt, sich zu wundern, wenn ein Mensch nicht dem entspricht, was sie gelernt haben. Andererseits sind sie auch in der Lage, sehr viel Verschiedenheit zu integrieren, wenn sie das in ihrem Umfeld erleben.

Da es in unserer Gesellschaft eigentlich nur die Kategorien Mann oder Frau, männlich oder weiblich gibt, ist es für fast alle Menschen von großer Bedeutung, erkennen zu können, ob das Gegenüber männlich oder weiblich ist. Kinder, Jugendliche und Erwachsene, die sich in dieser zugeschriebenen Rolle nicht wohlfühlen, haben dadurch oft Probleme: „Ich war nie ein Junge, der Fußball mochte“, „Ich war immer ein wildes Mädchen“, „Ich habe gar keine Lust auf die Mutterrolle“, „Ich war noch nie so ein Mann, der eine Frau ansprechen konnte“ ...

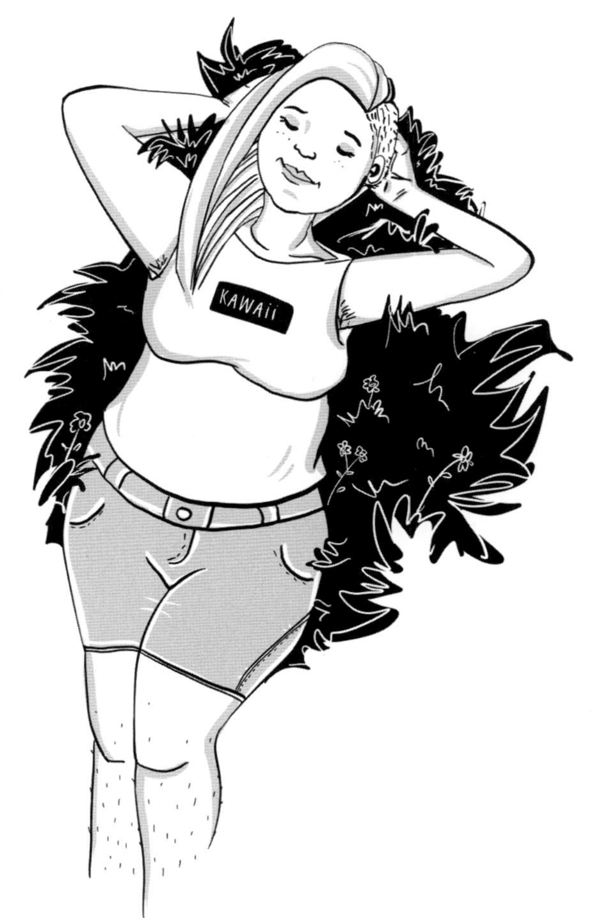

Diese Nichtübereinstimmungen mit den Anforderungen an die Rolle des eigenen Geschlechts kennen sicher viele Menschen mehr oder weniger. Darüber hinaus gibt es Menschen, deren biologisches Geschlecht durch die Medizin nicht eindeutig einem der beiden Geschlechter zugeordnet werden kann, oder deren Identität nicht mit dem Geschlecht übereinstimmt, das ihnen bei der Geburt zugewiesen wurde. Jedes Jahr kommen Kinder auf die Welt, bei denen dies der Fall ist. Das kann die (inneren und äußeren) Geschlechtsorgane, die Chromosomen oder die Sexualhormone betreffen. Menschen, deren biologisches Geschlecht als nicht eindeutig einem der binären Geschlechter zuordbar betrachtet wird, bezeichnen sich selbst oft als inter oder intergeschlechtlich. Intersexuell ist der bekanntere Begriff. Er wird aber oft eher im Rahmen einer Diagnose genannt und endet außerdem auf -sexuell. Viele intergeschlechtliche Menschen wünschen sich weniger Pathologisierung ihrer Geschlechtlichkeit und außerdem ist die Sexualität nicht das zentrale Thema, sondern das körperliche Geschlecht. Daher wird der Begriff Intergeschlechtlichkeit oft als passender empfunden. Intergeschlechtliche Menschen sagen von sich selbst oft, dass sie sehr wohl ein eindeutiges Geschlecht haben: ihr eigenes. Es ist eher die Gesellschaft, die ein Problem darin sieht, wenn sich eine Person nicht in die Mann-Frau-Ordnung einordnen lässt, weniger die intergeschlechtliche Person selbst.

Menschen, deren Körper eindeutig männlich oder weiblich erscheint, deren Identität und Empfinden damit aber nicht übereinstimmt, können trans oder transident sein. Auch hier ist der bekanntere Begriff „transsexuell“. Dieser Begriff trägt ebenfalls die Endung -sexuell, obwohl für viele Trans-Personen ihre Sexualität überhaupt nicht im Vordergrund steht, sondern ihre Geschlechtsidentität. Es geht also nicht um die Frage „Wen begehre ich?“, sondern um die Frage „Wer bin ich?“

Es ist recht wahrscheinlich, dass es an Ihrer Schule Kinder und Jugendliche gibt, deren körperliches Geschlecht nicht der gesellschaftlichen Männlich-weiblich-Ordnung entspricht, oder Personen, deren Geschlechtsidentität nicht mit ihrem Körper und dem zugewiesenen Geschlecht übereinstimmt. Mit Sicherheit gibt es Kinder und Jugendliche, die sich mit dem, was als Junge oder Mädchen angeboten wird, nicht identifizieren können oder damit Konflikte haben.
Unabhängig davon ist es generell sinnvoll, Kindern eine Wahl und Spielraum zu lassen, wie sie ihre Rolle füllen wollen. Mädchen und Junge sein kann man auf viele Weisen.
Es ist für Kinder und Jugendliche nachweislich sehr erleichternd, wenn sie nicht gegen Widerstände des Umfeldes kämpfen oder Angst vor abwertenden Reaktionen auf ihre Fragen, Entscheidungen und Entwicklungen haben müssen. Je sensibler das Umfeld mit Sprache umgeht, also auch Sie als Lehrkraft, je weniger normierend Sie beim Sprechen über Liebe, Beziehung, Sexualität und Identität sind, umso mehr schaffen Sie damit für Kinder und Jugendliche die Möglichkeit, sich gesehen und nicht ausgeschlossen oder mangelhaft zu fühlen. So macht es beispielsweise einen Unterschied, ob Sie zu einem Jungen sagen „Wenn du mal eine Freundin hast …“ oder zu einem Mädchen „Wenn du mal einen Freund hast …“ oder ob Sie eine offenere Möglichkeit anbieten „Wenn du mal verliebt bist oder eine Beziehung führst …“.

Denn strenge und starre Vorgaben an die Geschlechterrolle sind manchmal ein Grund für viel Leid: Es kann dazu führen, dass sich Mädchen stets verantwortlich fühlen für den sozialen Frieden und nicht lernen, Grenzen zu setzen, während Jungen nicht die Gelegenheit bekommen zu lernen, Gefühle wahrzunehmen und auszudrücken. Starre Vorgaben an Jungen und Männer können Angst vor Gefühlsausdruck und „Schwäche“ auslösen oder durch Abwehr davon sogar Gewalt fördern. Die Annahme, Frauen könnten nicht übergriffig sein, kann die Angst davor verstärken, Gewalt durch Frauen in Partnerschaften aufzudecken. Andererseits kann der Mythos, die männliche Sexualität sei eben drängender als die weibliche, dafür benutzt werden, um übergriffiges Verhalten zu entschuldigen.

Der biologische Körper und das biologische Geschlecht spielen eine wichtige Rolle in unserem Leben. Es macht beispielsweise oft einen großen Unterschied im Erleben von Sexualität und der eigenen Körperlichkeit, ob ein Mensch schwanger werden kann oder nicht. Aber was es konkret für eine Person bedeutet, einen Frauen- oder Männerkörper zu haben, was konkret von einer Person verlangt und erwartet wird, kann sehr unterschiedlich sein. Welche Rechte wer hat, welche Konsequenzen welches Verhalten hat, wie Ressourcen verteilt werden, all das hängt mit der Sicht auf „Geschlecht“ zusammen. Durch Sensibilisierung für die Prozesse, wie Geschlecht entsteht und wie es sozial geformt wird, sollen Unterschiede im Erleben oder in der sozialen Realität nicht weggeredet werden. Es geht darum, Ungerechtigkeiten in den Mechanismen zu verstehen und mehr Raum und Freiheit zu schaffen, wie die eigene Rolle als Junge, Mädchen, Mann, Frau oder einfach als geschlechtlicher Mensch gestaltet werden kann. Es geht darum, Freiheit in der eigenen Gestaltung zu haben, ohne Benachteiligungen zu erzeugen. Es geht um Befähigung zur Kommunikation über Bedürfnisse und einer gerechten und verantwortlichen Beziehungsgestaltung.

AB: Mehr als unsere Geschlechtsorgane – Wie entsteht Geschlecht? Erklärungsmodell: Gender-Fisch

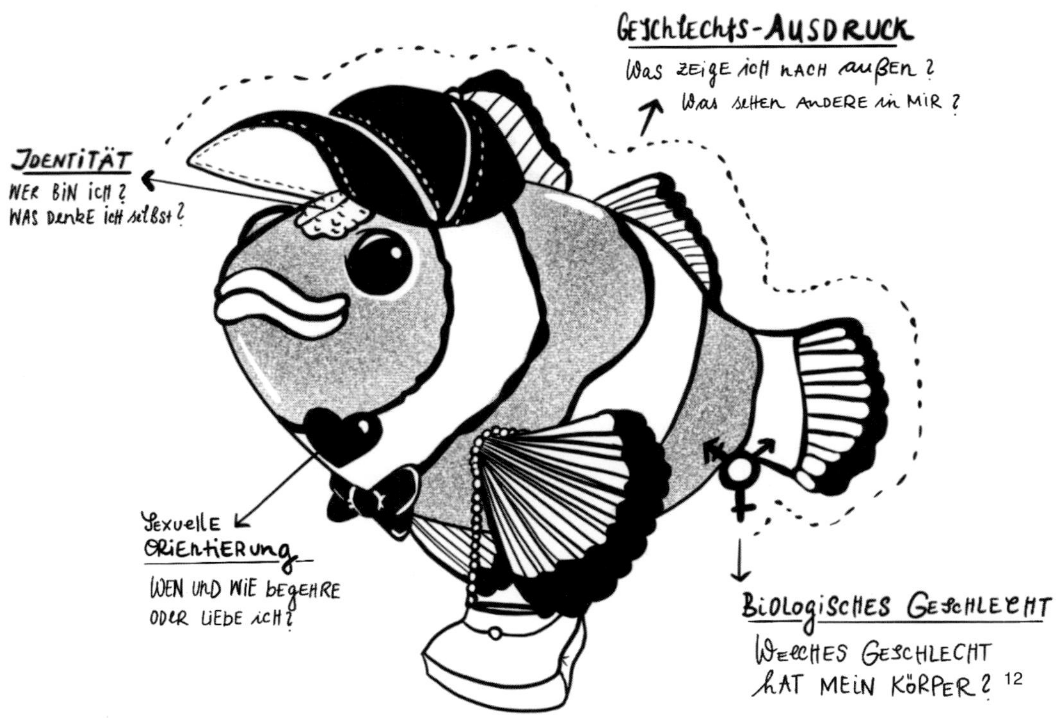

Aufgabe:

Lies den Erklärtext zum Gender-Fisch:

- Aus welchen Ebenen entwickelt sich unser Geschlecht?
- Was gehört alles zum biologischen Geschlecht dazu?

Unser Geschlecht ist mehr als die äußerlich sichtbaren Geschlechtsorgane eines Menschen. Aber was genau ist das eigentlich „Geschlecht“?
Schauen wir uns zuerst mal das an, was spätestens bei der Geburt eines Menschen eine große Rolle spielt: das biologische Geschlecht. Schon bei unserer Geburt möchten alle wissen: Ist es ein Junge oder ein Mädchen? Damit meinen die Leute das äußere Genital: Hat das Kind einen Penis oder eine Vulva und eine Klitoris? Aber ob das Kind einen Penis hat oder eine Klitoris, sagt nicht alles darüber aus, welches Geschlecht das Kind haben wird. Das, was von außen sichtbar ist, ist nur ein Teil unseres biologischen Geschlechts. Zu unserem biologischen Geschlecht gehören auch unsere Keimdrüsen, also die Hoden oder Eierstöcke. Diese Organe sind sehr wichtig. Sie produzieren Hormone, sogenannte Sexualhormone. Und diese Hormone spielen eine große Rolle dabei, wie ein Mensch sich entwickelt, z. B. auch, ob in der Pubertät eine männliche oder eine weibliche Entwicklung einsetzt. Also sind die Hormone und welche davon im Körper produziert werden, auch ein Teil des biologischen Geschlechts. Als Letztes gibt es da noch die Chromosomen, die in der Eizelle und dem Spermium enthalten waren, als die beiden miteinander verschmolzen sind. Auch diese Chromosomen spielen eine Rolle dabei, welches Geschlecht ein Mensch hat. Nur wenn auf der Samenzelle ein Y-Chromosom war, kann überhaupt ein

[12] Das Modell ist angelehnt an die Gender-Bread-Person: https://www.genderbread.org (in deutscher Erklärung: https://www.trans-kinder-netz.de/erklaerungshilfe.html)

Junge oder männliche Geschlechtsorgane entstehen. Das biologische Geschlecht eines Menschen und die Geschlechtsorgane können also sehr vielfältig gestaltet sein. Menschen, deren Geschlecht nicht eindeutig entweder Mann oder Frau zugeordnet werden kann, werden intergeschlechtlich genannt. Sie selbst sagen von sich aber oft: Ich habe ein eindeutiges Geschlecht, nämlich mein eigenes.

Die zweite Ebene unseres Geschlechts ist unsere sexuelle Orientierung. Die sexuelle Orientierung sagt, wen ein Mensch begehrt. Ein Mensch kann sehr unterschiedlich begehren. Die Frage, wen ein Mensch begehrt, muss gar nichts mit dem biologischen Körper zu tun haben, in dem er steckt. Also ein Mensch, ganz egal was er für einen Körper hat, kann sich in Männer, in Frauen oder in Männer und Frauen verlieben. Für manche Menschen ist es auch absolut egal, welches Geschlecht die Person hat, in die sie sich verlieben. Manche Menschen begehren sexuell gar nicht, können sich aber romantisch verlieben.

Dann gibt es die Geschlechtsidentität eines Menschen. Die Identität ist das, was eine Person selbst von sich denkt, wo sie sich selbst verortet. Also z. B. kann eine Person sagen: „Ich bin eine Frau, die Frauen liebt. Ich bin lesbisch." Oder: „Ich bin ein Mann, der bisexuell ist, weil er Frauen und Männer liebt." Diese Geschlechtsidentität kann aber auch anders sein als das Geschlecht des Körpers. Also z. B. kann eine Person, die einen Penis hat, sagen: „Für mich ist das aber nicht richtig so. Für mich ist es richtig, dass ich eine Frau bin." Das ist dann eine Trans-Frau, also ein Mann, der als Frau lebt oder leben möchte. Manche Menschen sagen aber auch einfach: „Ja, ich bin zwar eine Frau / ein Mann, aber ich habe keine Lust, so auszusehen, wie das von mir verlangt wird. Ich ziehe einfach an, was ich will, und sehe so aus, wie ich das möchte."

Unsere Geschlechtsidentität, also das, was wir selbst von uns denken, zeigen wir nach außen. Das ist der Geschlechtsausdruck. Wir alle kleiden uns z. B. so, wie wir uns wohlfühlen. Manche ziehen Karohemden an und haben die Haare kurz. Andere haben lange Haare und tragen gerne Kleider. Und manche Menschen tragen lange Haare, Karohemden und Nagellack. Da gibt es tausend Möglichkeiten.

Unser Geschlecht ist eben viel mehr als unser Geschlechtsorgan.

AB: Licht ins Dunkel – Was bedeutet was?

Trans, intergeschlechtlich, schwul … Du hast bestimmt schon von vielen Begriffen gehört. Vielleicht hast du dich mal bei einer App angemeldet und wurdest gefragt, ob du ein Junge / Mädchen / transgender usw. bist?

Was bedeuten diese Begriffe? Und warum gibt es sie überhaupt?
Viele dieser Begriffe bedeuten, dass es Menschen gibt, die sich überhaupt nicht wohl- oder richtig fühlen in der Rolle als „Mädchen" oder „Frau" oder „Junge" oder „Mann". Vielleicht weil sie es nicht mögen, was in unserer Gesellschaft von „Jungen" oder „Mädchen" erwartet wird, und das gerne so machen wollen, wie sie das möchten. Oder weil sie sich als Jungs in Jungs verlieben oder als Mädchen in Mädchen.

Es gibt aber auch Menschen, die sich in ihrem Körper überhaupt nicht wohl- und richtig fühlen. Das kennen sicher alle Menschen. Aber manche finden, dass das Geschlecht ihres Körpers ganz falsch ist und nicht zu dem Geschlecht passt, in dem sie sich selbst sehen und in dem sie auch von anderen gesehen werden wollen.

Aufgabe:

Recherchiert in Kleingruppen im Internet:
- Was bedeuten die folgenden Begriffe?
- Geht es bei eurem Begriff um das biologische Geschlecht, die Identität, die Orientierung oder den Geschlechtsausdruck?
- Schreibt eine Erklärung in eigenen Worten und stellt die Erklärung eurer Klasse vor.

cis: ______________________________

intergeschlechtlich: ______________________________

trans / transgender: ______________________________

schwul: ______________________________

lesbisch: ______________________________

queer: ______________________________

LSBTIQ: ______________________________

non-binary: ______________________________

AB: Vielfältige Jugendliche

Aufgabe:

Was, glaubst du, mögen diese Menschen auf den Bildern?
Was magst du am Jungesein/Mädchensein?
Was wünschst du dir manchmal anders?

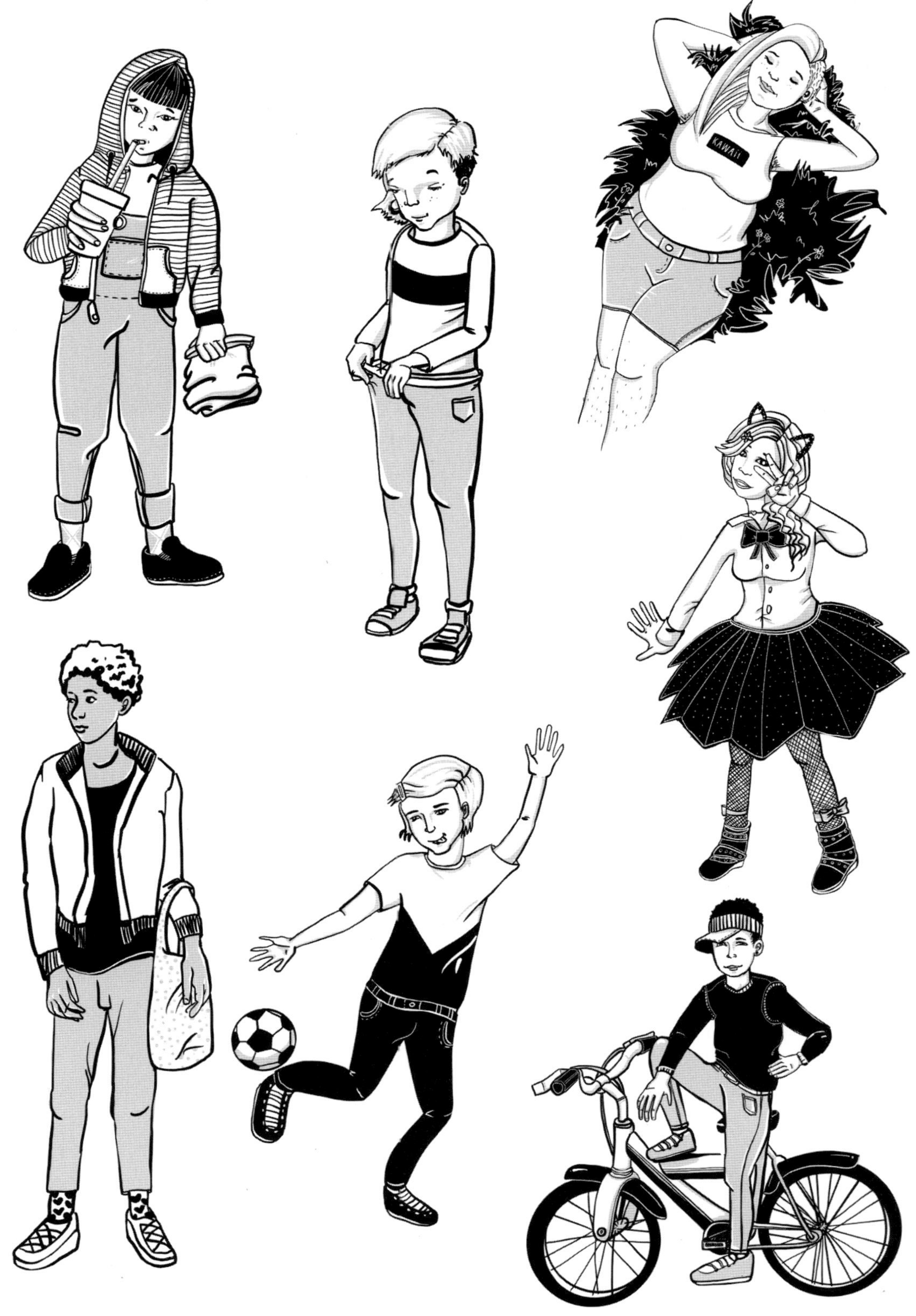

3.3.2 Liebe, Liebe, Liebe – vielfältige Liebes- und Beziehungsformen

Hintergründe und Wissenswertes für Lehrkräfte

Kann man sich durch Sex verlieben? Oder ist Liebe dasselbe wie Sex?
Wie weiß man, dass man jemanden richtig doll liebt?
Wie fühlt sich Liebe eigentlich an?

Liebe ist wohl eines der Dinge, die besonders schwer (in Worte) zu fassen und zu erklären sind. Liebe und das, was damit gemeint wird, ist immer gesellschaftlichen Konzepten, Trends und Menschenbildern unterworfen und wird in verschiedenen Gesellschaften unterschiedlich empfunden, bewertet und gelebt. So haben sich z. B. das Bild und die Ansprüche an romantische Zweierbeziehung in den letzten 50 Jahren verändert vom Versorgungsanspruch zur Vorstellung einer umfassenden Ergänzung. Eine Partnerschaft ist heute eher Selbstverwirklichung. Wir möchten im Partner oder in der Partnerin unsere bessere Hälfte finden, den oder die besten Freund / beste Freundin, eine Person, die unsere Interessen teilt und sexuelle Leidenschaft.[13]

Auch für Kinder und Jugendliche ist dieses Thema spannend. Einerseits erleben und empfinden schon Kinder verschiedenste Formen von Liebe und Zuneigung zu Menschen, die in ihrem Leben eine Rolle spielen und für die sie verschiedenen Empfindungen haben. Andererseits beschäftigt sie schon sehr früh das Verhalten der Erwachsenen um sie herum und deren Gestaltung und Definition von Liebe. Dabei sind sie hin- und hergerissen davon, es peinlich zu finden, wenn Erwachsenen sich küssen und es aber auch sehr interessant zu finden. Gleichzeitig machen sie eigene Erfahrungen damit, Gefühle von Hingezogensein, Anziehung und Faszination auch unter Gleichaltrigen zu spüren.
Mit Beginn der Vorpubertät rückt das erwachsene Verhalten immer mehr in den Fokus und Kinder setzen sich mehr und mehr mit den Liebes- und Beziehungskonzepten ihrer Umwelt auseinander. Miteinander gehen, aufgeregt und verliebt sein, sich trennen, eine oder einen Ex haben, Liebeskummer, Trauer sind Erfahrungen und Lerninhalte.
Im Lauf der Pubertät machen viele Jugendliche komplexere Erfahrungen mit Beziehungsgestaltung. Die Auseinandersetzung mit Rollen und gesellschaftlichen Bildern ist hier besonders intensiv und reibungsvoll: Welche Erwartungen habe ich eigentlich an ein „Miteinandergehen"? Was davon passt zu mir? Finde ich eine Person, die mich liebt? Bin ich liebenswert?
Nicht zuletzt ist Liebe auch ein Gefühl, das ambivalent empfunden werden kann: Liebe kann zu Elternteilen, Geschwistern, Freunden empfunden werden. Es kann sich Groll, Eifersucht, Neid, Konkurrenz usw. darunter mischen.
Auch Liebe mit Sexualität in einem Atemzug zu nennen, verkürzt die Sache. Menschen können sich sehr lieben, ohne dass sexuelle Anziehung die Hauptrolle spielt. Und Menschen können sich sexuell begehren und wollen, ohne dass sie das Gefühl als Liebe bezeichnen würden. Das Thema Liebe sollte also sehr vielfältig betrachtet werden. Liebe kann schön sein, verwirrend, überfordernd, beglückend und vieles mehr.

Liebe sollte nicht einseitig oder normierend thematisiert werden. Kinder können in sehr unterschiedlichen gesellschaftlichen, kulturellen und familiären Kontexten leben und mit Liebe die verschiedensten Assoziationen verbinden. Es ist daher wie immer wichtig, nicht normierende Sprache zu verwenden. Statt „Liebe fühlt sich immer wunderschön und nach Schmetterlingen an" ist es besser zu fragen: „Liebe definiert jede Person für sich anders und kann sich ganz unterschiedlich anfühlen. Welche Liebesgefühle kennt ihr?

13 https://www.planet-wissen.de/gesellschaft/liebe/partnerschaft/pwiebeziehungsmodelledamalsundheute100.html

Liebe ist für mich ... (ab Klasse 5)

Elternliebe, Liebe zu Geschwistern, Liebe zu Familienangehörigen, zum Haustier, den besten Freunden, sich selbst mögen und gut finden, auf eine Person stehen, verliebt sein, jemanden bewundern ... Es gibt ganz viele verschiedene Arten von Liebe und der Gefühle unter Menschen. Manche will man umarmen oder kuscheln, manchmal will man einfach viel Zeit zusammen verbringen, sich Spiele ausdenken oder zusammen Filme gucken.

Zum Einstieg in dieses große und philosophische Feld lohnt es sich, die Kinder selbst nach ihren Ideen, Erfahrungen und Vorstellungen zu fragen.

Zeit: etwa 15–30 Minuten

Material: Tafel und Kreide oder Papier und Stifte, ggf. das AB auf Seite 81

Methode: geeignet für Einzelarbeit, Partnerarbeit, Schreibgespräch, Gruppenarbeit oder mit der ganzen Klasse
Gehen Sie mit der Klasse gemeinsam dem Thema auf den Grund. Sie können einführen mit: „Ihr habt euch dazu sicher schon viele Gedanken gemacht oder Filme gesehen oder anderes. Was denkt ihr: Was ist Liebe? Welche Liebe kennt ihr? Wen können Menschen lieben? Und wie fühlt sich Liebe an? Ist Freundschaft etwas anderes als Liebe?"
Zunächst können Sie gemeinsam mit den Kindern an der Tafel sammeln oder die Kinder sich in Paaren/Gruppen austauschen lassen.
Nach etwa 5–10 Minuten Austauschzeit oder Sammelzeit bekommen die Kinder die Aufgabe, den Satz „Liebe ist für mich ..." zu vervollständigen. Sie dürfen schreiben, malen, zeichnen.
Am Ende dürfen die Kinder zeigen oder ihre Texte vorlesen, wenn sie das möchten.

Regen Sie die Klasse zum Austausch an:

- Was fällt euch auf?
- Was überrascht euch?
- Habt ihr etwas Neues erfahren, was ihr vorher noch nicht überlegt habt?
- Was kann für euch alles Liebe sein?

Nett ansprechen oder blöd anmachen: Wie geht flirten? (ab Klasse 5)

„Hey, sind deine Eltern Zauberer? Denn du hast mich verzaubert." Es gibt eine unendliche Vielzahl an Sprüchen und Ratgebern, was ein guter Weg ist, eine Person anzusprechen. Und es beschäftigt auch immer wieder die Frage: Wer spricht eigentlich wen an? Und wie macht man es am besten? Stimmt es, dass Mädchen erwarten, dass der Junge den ersten Schritt macht? Was ist, wenn der Junge zu schüchtern oder das Mädchen viel aktiver ist?
In den Schulklassen gibt es, oft nicht erst ab der 5. Klasse, heiße Diskussionen darüber, wer wen wie anspricht, was eine gute Art ist, das zu tun, und was blöde Anmache ist.
Wie kann man einer anderen Person sagen, dass man sie mag? Was ist eine gute Möglichkeit dazu? Welche Möglichkeiten sind nicht so gut? Warum?
In dieser Übung kann darüber erst in getrennten Gruppen diskutiert werden und Vorschläge gesammelt werden, die die andere Gruppe dann beantworten darf.

Zeit: etwa 45–90 Minuten, je nach Austauschbedürfnis und Diskussionsfreude

Material: Stifte und Zettel

Methode: Diese Übung wird idealerweise in geschlechtergetrennten Gruppen durchgeführt.
1. Schritt: Diskussion
Sprechen Sie in der Kleingruppe mit den Kindern über das Thema „Eine Person ansprechen, die ihr gut findet: Wie geht das? Was denkt ihr: Wer spricht wen an? Was würdet ihr euch wünschen?" Meistens haben die Schülerinnen und Schüler dazu einen reichen Erfahrungsschatz und einige Ideen.

2. Schritt: Ideen sammeln
Nun dürfen die Kinder auf Zetteln für sich allein ihre Ideen und Vorschläge aufschreiben, wie man am besten jemanden ansprechen kann. Wenn alle, denen etwas einfällt, ihre Ideen aufgeschrieben haben, werden die Zettel durch die Leitung/Lehrkraft eingesammelt und die Vorschläge für mehr Anonymität vorgelesen.
Nun darf die Gruppe aus den eigenen Vorschlägen wählen: Welche davon geben wir der anderen Gruppe als Vorschläge, auf die die andere Gruppe reagieren darf?
➜ Wenn ein Kind auf einen Vorschlag besteht, den die anderen Kinder abwählen (z. B. weil andere das als unangenehm oder unpassend empfinden), kann der Vorschlag trotzdem mitgenommen werden. Ablehnende Reaktionen der Klasse in der Auswertungsrunde sollten dann eingeordnet werden: Was gefällt euch an diesem Vorschlag nicht? Dabei sollte auf nicht beleidigende Sprache geachtet werden.

3. Schritt (optional, aber sehr lohnend): Nein, danke!
Wie kann ein Ansprechversuch abgelehnt werden? Diese Frage können Sie entweder frei mit der Klasse diskutieren oder Sie verfahren genauso wie mit den Ansprechvorschlägen. Dann sollten die „Nein, danke"-Vorschläge auf andersfarbigen Zetteln gesammelt werden. Auch hier können dann wieder einige ausgewählt und der anderen Gruppe übergeben werden.
Achtung: Warum ist „Nein, du bist hässlich" etwas anderes als „Nein, danke, aber, du bist nicht mein Typ"? Ablehnung sollte keine Beleidigung sein, immerhin hat sich die andere Person ja etwas getraut. Und was tun, wenn die Ablehnung mich sehr traurig macht?

4. Schritt: Karten austauschen
Nun werden die Ansprech- und ggf. die „Nein, danke"-Vorschläge ausgetauscht und der anderen Gruppe übergeben.
Die Gruppen haben nun Zeit, die Vorschläge zu diskutieren und ein Ranking zu erstellen: Welche Optionen finden wir gut? Welche nicht so? Warum?

5. Schritt: Gemeinsame Auswertung
Wenn die Vorschläge diskutiert und beide Gruppen bereit sind, kommt die Klasse wieder zusammen. Dann kann der Austausch losgehen: Was waren Vorschläge der beiden Gruppen? Welche davon haben der anderen Gruppe gefallen? Welche nicht? Warum?
Hier ist wieder darauf zu achten, dass die Regeln im Umgang miteinander beachtet werden, damit der Austausch keine negative Erfahrung wird oder Personen beleidigt werden. Es gilt, die Anonymität der Vorschläge zu beachten. Und es ist eine große Leistung, sich in der Klasse so offen darüber auszutauschen!
Für die Auswertung lohnt sich folgendes Statement und die Frage danach, welche Verhaltensmuster sich daraus ableiten lassen können:
Wenn dich jemand gut findet und dir das sagt, heißt das nicht, dass du der Person verpflichtet bist. Du darfst ablehnen. Und wenn eine Person „Nein" sagt, dann kann das sehr schmerzhaft sein. Aber es ist wichtig, das zu akzeptieren!

AB: Was ist Liebe?

Die meisten Menschen kennen das Gefühl, eine andere Person sehr zu mögen oder sich zu verlieben. Und die meisten finden dieses Gefühl sehr schön.
Manche Menschen verlieben sich nur in Frauen, andere nur in Männer. Manche verlieben sich in Männer und Frauen. Manche finden es gar nicht wichtig, welches Geschlecht die Person hat, in die sie sich verlieben. Viele Menschen möchten sich gerne ganz nah sein und die Person, in die sie verliebt sind, berühren oder von ihr berührt werden.

Man kann auch Freundinnen und Freunde sehr lieb haben oder Menschen aus der Familie. Manche Menschen lieben auch ihren Hund oder ihre Katze. Manchmal streiten Menschen sich, obwohl sie sich lieben. Dann ist es umso schöner, wenn man sich aussprechen, entschuldigen und versöhnen kann.

Liebe kann aus Freundschaft entstehen und manchmal wird aus Liebe eine Freundschaft.
Manchmal kann man gar nichts mehr sagen, wenn man die Person sieht, die man liebt, und sich sehr aufgeregt fühlen.
Liebe kann manchmal auch traurig machen oder wehtun, z. B., wenn die andere Person kein Liebesgefühl empfindet. Oder wenn eine geliebte Person in eine andere Stadt zieht und man sich nicht mehr sieht. Und manchmal kann Liebe auch einfach vergehen, ohne dass man sagen kann, warum.

Es gibt Leute, die sich in mehrere Personen gleichzeitig verlieben. Andere verlieben sich nie oder möchten sich nicht verlieben. Oft gehören für die Erwachsenen Liebe und Sexualität oder Lust zusammen, aber nicht immer. Manche Menschen verlieben sich, haben aber keine Lust auf Sex.
Sie möchten einfach Zeit miteinander verbringen.

Wenn man sich in jemanden verliebt, kann das ein sehr schönes Gefühl sein. Es kann sich aufregend und kribbelig anfühlen. Manchmal ist es aber auch ein verwirrendes Gefühl oder es macht ratlos, weil du nicht weißt, was du machen sollst, oder dich nicht traust, der anderen Person zu sagen, was du empfindest. Oft hat man Lust, der Person, in die man verliebt ist, nahe zu sein, mit ihr Zeit zu verbringen und sie zu berühren und zu küssen.

Alle Menschen erleben dieses Gefühl unterschiedlich. Aber für fast alle Menschen gehört es zum Leben dazu. Und es ist wunderschön, wenn man Liebe erlebt, wenn dich jemand liebt und du jemanden lieben kannst.

Aufgabe:

Überlege ganz für dich, welche Personen in deinem Leben eine besondere Bedeutung haben und welche Art von Zuneigung du zu ihnen fühlst.

AB: Liebe, Liebe, Liebe – vielfältige Liebesformen

Aufgabe:

Es gibt viele Formen von Liebe. Welche siehst du auf diesen Bildern?

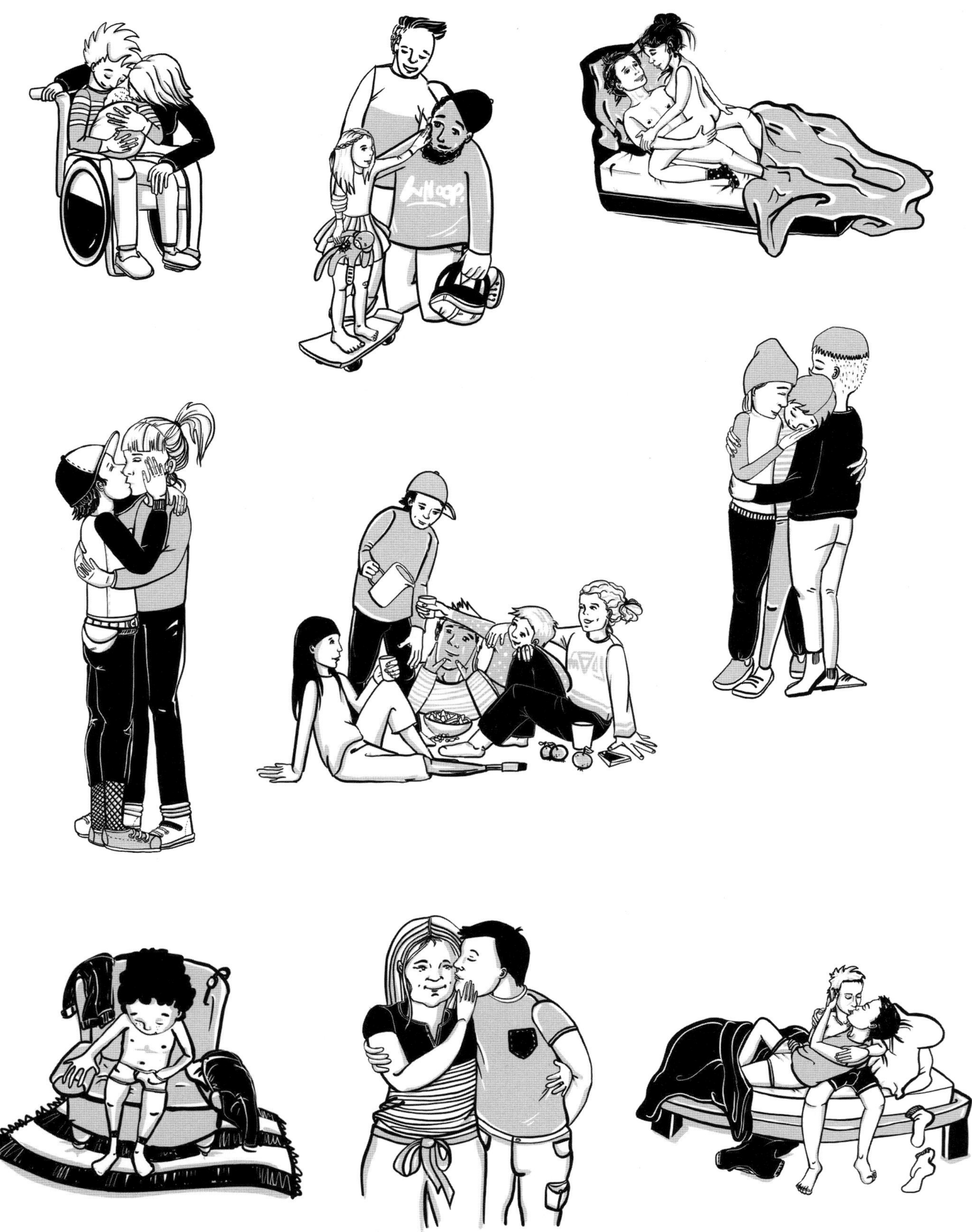

AB: Wir sind Familie!

Aufgabe:

Was für Familien siehst du auf den Bildern?
Was ist eine Familie? Was macht für dich eine Familie aus?
Wie sieht deine Familie aus? Zeichne, klebe oder erzähle.

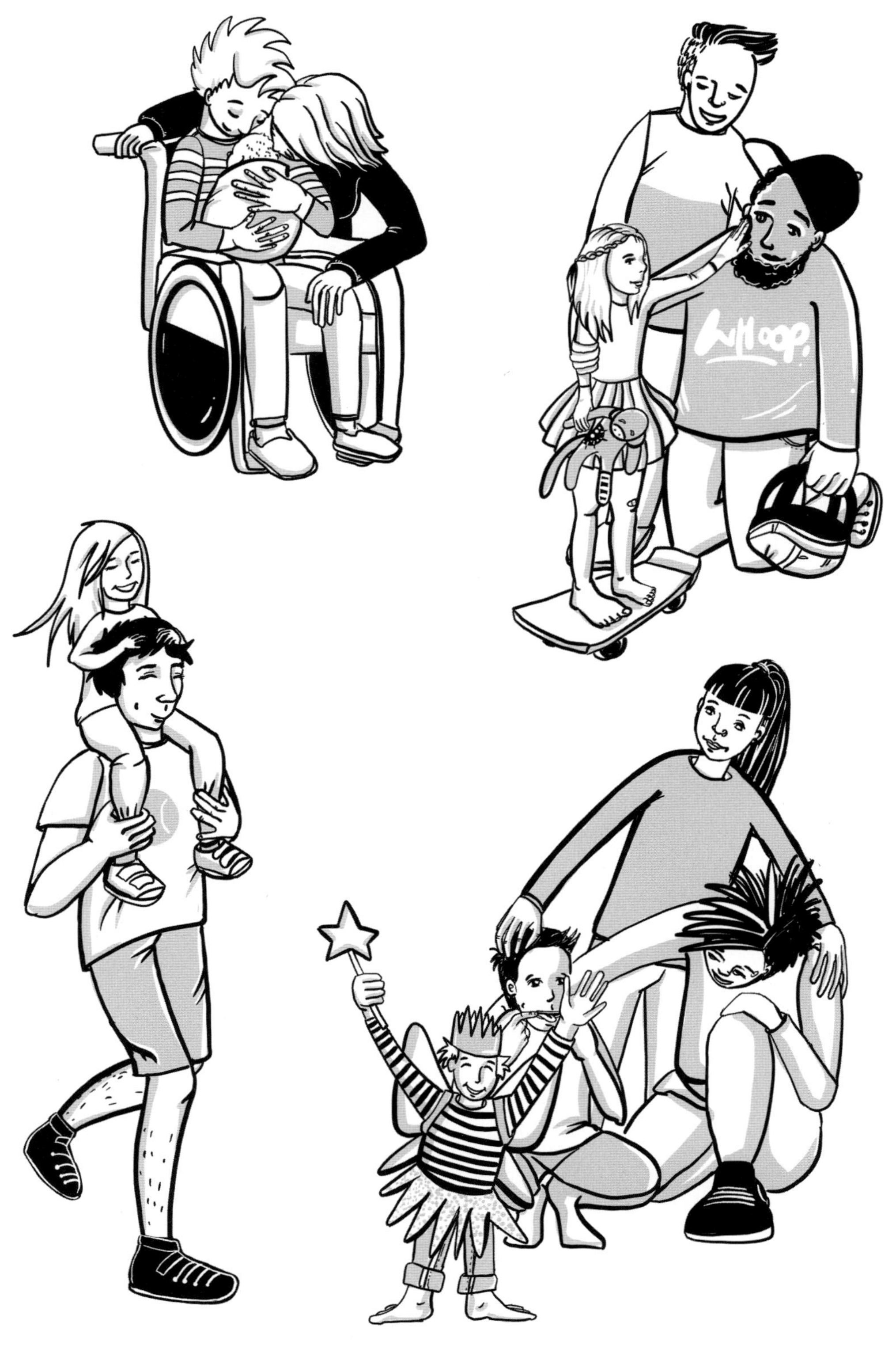

3.3.3 Wie weiß ich, was ich mag? Sexualität und Grenzen

Hintergründe und Wissenswertes für Lehrkräfte

Wie verhält man sich vor dem Sex?
Wie kommt es zum Sex?

Das sind Fragen aus der Blackbox einer 6. Klasse. Rund um das „Miteinanderschlafen" ranken sich viele Aussagen und Mythen: Beim Sex und in der Liebe liest man sich jeden Wunsch von den Augen ab. Zu viel reden zerstört die Romantik. Aber auch pornografische Darstellungen lassen den Eindruck entstehen, dass Sex einfach so passiert und nicht darüber gesprochen werden muss, wer was dabei gut findet. Aber wie kommt es eigentlich dazu? Wie wissen die Leute, dass sie das gut finden? Diese Fragen bleiben unbeantwortet.

Die meisten Menschen kennen Situationen, in denen sie sich nicht sicher sind, ob sie etwas gut finden oder nicht. Vieles probieren wir aus und stellen erst dabei fest, ob wir es mögen. Das ist mit sexuellen Handlungen und Berührungen ganz ähnlich: Wir lernen oft an der Grenze. Ambivalenzen gehören zu diesen Erfahrungen dazu. Der erste Zungenkuss z. B. ist oft etwas, das viele Menschen aus Neugier tun, aber am Anfang noch überhaupt nicht angenehm finden. Das kann sich mit der Zeit allerdings entschieden ändern. Was dabei vielleicht das Schwierigste ist, ist zu lernen, wie sich etwas tatsächlich für uns anfühlt. Ist das Gefühl in mir Lust oder nicht? Fühlt es sich nach „Ja" oder nach „Nein" an? Oder fühlt es sich nach „Ja, aber bitte anders" an? Diese Abstufungen zu fühlen und auch auszudrücken, Situationen zu gestalten und Bedürfnisse kommunizieren zu können, sind keine kleine Lernaufgabe. Mitunter haben wir mehr gelernt, eigene Empfindungen nicht wahrzunehmen oder zu übergehen oder das Pflichtgefühl macht es schwer, den eigenen Impuls zu verfolgen: „Jetzt sitzen wir schon mal hier und haben die Weinflasche aufgemacht / das Gesellschaftsspiel angefangen / mit dem Küssen angefangen, jetzt will ich der oder den anderen Person(en) nicht die Stimmung verderben."

Sexualität folgt keinem Fahrplan oder Ablauf und muss in jeder Situation neu abgestimmt, erfühlt und kommuniziert werden. Was eben noch schön war, kann im nächsten Moment zu viel sein und das Gefühl kann sich verändern.

Besonders bei diesem Thema ist eine sensible Sprache deswegen sehr wichtig. Sich lieben muss nicht bedeuten, auch Lust auf Sex miteinander zu haben. Andererseits schützt Liebe nicht davor, dass Menschen sich Druck oder Gewalt antun. Häufige Aussagen dazu sind oft ungewollt normierend und es kann sein, dass Kinder und Jugendliche sich darin nicht wiederfinden oder dadurch eher Normen und Pflichtgefühle aufgebaut werden.
Statt Aussagen zu nutzen wie „Wer sich liebt, will irgendwann Sex miteinander", könnten Sie sagen „Bei dem Thema Sexualität ist es wie mit anderen Sachen auch, z. B. mit der Frage ‚Was kochen wir heute Abend?' Nur weil du gestern Lust hattest auf Kartoffeln mit Spinat, muss das heute nicht genauso sein. Und nicht immer wollen beide Menschen das Gleiche, auch wenn sie vielleicht sehr verliebt sind. Wenn die andere Person gerade nicht das Gleiche mag wie ich, ist es wichtig, das zu akzeptieren und nicht sauer zu sein. Man mag eben nicht jeden Tag dasselbe, denn jeder Tag fühlt sich etwas anders an. Deswegen ist es immer wichtig herauszufinden, was ich mir selbst gerade wünsche und was die andere Person gerade mag." Stellt sich die Frage, wie kann ich das herausfinden?!

Die Methoden des folgenden Abschnitts geben Anregungen, sich diesem komplexen und oft mit Ängsten besetzten Thema „Sexualität und Grenzen" zu nähern. Die Methoden sind dabei ganzheitlich gestaltet. Sie thematisieren verschiedene Emotionen, Aspekte und auch Ambivalenzen von Sexualität und versuchen dabei, der Frage näherzukommen, wie ein „Ja" und ein „Nein" gefühlt und ausgedrückt werden können. Sexualisierte Gewalt wird anhand eines Modells, der „Körperampel", erklärt und von Sexualität abgegrenzt.

Seit 2018 gilt in Schweden im Strafgesetzbuch der Grundsatz „Ja heißt Ja“. Im Gegensatz zur u. a. in Deutschland gültigen Regel „Nein heißt Nein“ muss nicht mehr durch Betroffene eines Übergriffs nachgewiesen werden, dass Gewalt angedroht wurde. Im Gegenteil muss die des Übergriffs beschuldigte Person nachweisen, dass eine Zustimmung vorlag. Deswegen heißt diese Regel auch Einwilligungsgesetz. Diese Gesetzesänderung ist teilweise umstritten, was die Beweismöglichkeiten angeht, die dadurch nicht einfacher werden. Aber sie kehrt die Diskussion um: Statt wie bisher bei der „Nein heißt Nein“-Regel zu fragen „Wie hat eine Person sich gewehrt und gezeigt, dass sie nicht will?“, wird nun also andersherum gefragt „Wie hat jemand sich versichert, dass die andere Person tatsächlich ‚Ja‘ gesagt hat? Woran wurde es deutlich, dass ein ‚Ja‘ vorlag“. Das bringt uns zu der Frage, wie ein „Ja“ überhaupt gefühlt und ausgedrückt werden kann. Wie kann ich selbst ein Gefühl dafür bekommen, ob sich etwas für mich gut anfühlt und wie kann ich es ausdrücken, wenn ich etwas mag oder es gern anders hätte? In dieser Verschiebung der Perspektive liegt der Reiz und auch die Chance dieser Gesetzesänderung.

Das Strafgesetzbuch und die Wahrnehmung davon, was Gewalt ist und wo Grenzen liegen, ist gesellschaftlich einem starken Wandel und stetiger Entwicklung unterworfen. So war bis ins Jahr 1997 hinein Vergewaltigung in der Ehe keine Vergewaltigung.[14] Die Frau hatte die Pflicht zum ehelichen Beischlaf und von einer generellen Einwilligung wurde ausgegangen. Dies ist ein besonders deutliches Beispiel dafür, wie sich gesellschaftliche Einstellungen und Sichtweisen wandeln. Daher ist es weiterhin sehr wichtig, über diese Themen zu sprechen. Viel diskutiert ist dabei die Frage nach einer „Mitschuld“ an Übergriffserfahrungen. Diese können sich beispielsweise in Reaktionen äußern wie: Was hattest du denn an? Vielleicht hast du falsche Signale gegeben? Warum hast du nicht „Nein“ gesagt?

Die Reform in Schweden verschiebt die Diskussion also in die Richtung, genau darüber nachzudenken: „Wie hast du denn sichergestellt, dass die andere Person tatsächlich wollte?“

Dadurch lassen sich bestimmte Mythen und Bilder entkräften. Ein „Nein“ oder ein „Ich bin mir nicht sicher“ kann so nicht mehr als Einladung zum Spielen und Weitermachen gedeutet werden, ohne dass das explizit vereinbart wurde.

Ausgehend davon ist es sehr wichtig, von sexualisierter Gewalt betroffenen Kindern und Jugendlichen nicht mit den Worten „Warum hast du denn nicht (deutlich genug) ‚Nein‘ gesagt?“ zu begegnen. Dadurch würde eine Teilschuld oder Mitverantwortung entstehen, die Schuld- und Versagensgefühle begünstigt. Gleichzeitig würde die übergriffige Person aus der Verantwortung genommen. Es ist wichtig, uneingeschränkt zuzuhören, zu glauben und zu fragen: „Was brauchst du jetzt?“

[14] www.bundestag.de › blob › wd-7-307-07-pdf-data

Aufbau der Materialien zum Thema „Wie weiß ich, was ich mag? – Sexualität und Grenzen"

Einstieg ins Thema
Sie finden in den folgenden Materialien zunächst Anregungen für Methoden zum Einstieg in das Thema. Diese sind ab der 5. Klasse geeignet, lassen sich je nach Klasse aber auch mit älteren Kindern durchführen.

Ampelmodell
Das „Ampelmodell" liegt einmal in der Version für die 5. und 6. Klasse und einmal in der Version für Kinder und Jugendliche ab der 7. Klasse mit der Erweiterung „Was ist Sex?" vor.
Das Ampelmodell für jüngere Kinder erklärt verschiedene Gefühlskategorien, die eine Person körperlich spüren kann zwischen Zustimmung, Unsicherheit und Ablehnung als Ampel.
In der Erweiterung für Kinder und Jugendliche ab der 7. Klasse wird das Modell auch genutzt, um zu erklären, was Sex ist und wie sexuelle Gewalt davon abgegrenzt werden kann. In Debatten zum Thema wird anstelle des Begriffs „sexuelle Gewalt" oft der Begriff „sexualisierte Gewalt" verwendet. Das soll deutlich machen, dass es sich hierbei eben nicht um Sex oder Sexualität handelt, sondern um Gewalt, die angewendet wird mit sexuellen Mitteln, und damit Gewalt sexualisiert wird. In diesem Buch wird deswegen der Begriff „sexualisierte Gewalt" genutzt.
Beide Ampelmodelle sollen helfen, die eigenen Empfindungen besser wahrnehmen, erspüren und ausdrücken zu können. Die Modelle dienen nicht dazu, „gut" oder „schlecht" zu unterscheiden oder zu werten, sondern sie sollen die Eigenwahrnehmung stärken.
Das Ampelmodell ab der 7. Klasse lässt sich einsetzen, um zu erklären, was Sex ist und wie eigene Empfindungen dazu wahrgenommen werden können. Es geht davon aus, dass alle Menschen dieses grundlegende Sexgefühl, das ein angenehmes Erregungs- oder Kribbelgefühl in den Geschlechtsorganen ist, spüren und von nicht sexuellen Gefühlen unterscheiden können. Sex ist dann viel mehr als „Penis in Vagina" und ganz unabhängig von der konkreten Handlung ein bestimmtes Grundgefühl. Küssen, sich berühren, Selbstbefriedigung, intensiv für sich allein ein Lustgefühl empfinden – all das kann Sex sein. Ein sexuelles Gefühl ist meistens ein genitales Gefühl. Es hat mit Erregung zu tun. Sexualität und Beziehung sind dabei zwei verschiedene Dinge, die miteinander einhergehen können, es aber nicht müssen.

Ampelgeschichten
Auf den Ampelmodellen bauen Geschichten auf, einmal für die Klassenstufen 5 und 6 und einmal ab der 7. Klasse. Die Geschichten beziehen sich dabei auf sexuelle und auf nicht sexuelle Ampelsituationen. Die Kinder können die Geschichten entweder selbst lesen und einordnen oder sie werden durch die Lehrkraft vorgelesen und im Anschluss können sich die Kinder dazu äußern.

Arbeitsblatt „Ampel"
Als Letztes folgt ein Arbeitsblatt, auf dem Kinder Situationen betrachten und einschätzen können: Was passiert in den Situationen? Wie fühlen sich die Personen? Welche Farbe haben die Ampeln? Was kann getan werden, um die Gefühle der anderen Person herauszufinden oder die Situation zu verändern?

Einstieg ins Thema

1. Schimpfwörteranalyse (ab Klasse 5)

Auch Wörter können treffen, verletzen oder schwer im Magen liegen. Daher eignet sich als Methode für das Thema „Grenzen“ die „Schimpfwörteranalyse“ sehr gut. Daran kann geübt werden, Gefühle und Bedürfnisse zu erfühlen und zu kommunizieren.[15]

2. JA-NEIN-Klatschkreis (ab Klasse 5)

Zeit: etwa 10 Minuten

Ziel: Lockerungsübung. Es wird geübt, den eigenen Körper und die Stimme einzusetzen, Spaß zu haben, mit anderen auch körperlich zu kommunizieren.

Methode: 1. Schritt: Ein „Ja“ wird herumgegeben
Die Gruppe oder ganze Klasse steht dafür im Kreis. Es wird in eine Richtung ein Klatschen weitergeschickt: Eine Person schaut die rechts neben ihr stehende Person an, sagt deutlich „Ja“ und klatscht in die Hände. Die Person, die das „Ja“ und das Klatschen empfangen hat, dreht sich nun wieder zur rechts neben ihr stehenden Person um und gibt das „Ja“ und das Klatschen weiter … Der „Ja“-Kreis wird zunächst einige Mal geübt. Das „Ja“ kann in unterschiedlicher Intensität und Lautstärke und mit verschiedenen Gefühlsausdruck gesagt werden, z. B. fröhlich, überrascht, fragend, lustvoll, übermütig, bittend, mit Nachdruck ...

2. Schritt: Das „Ja“ mit einem „Nein“ blockieren und die Richtung wechseln
Wenn eine Person Lust hat, das an sie gegebene „Ja“ in die andere Richtung zu schicken, kann sie gegenüber der Person, die ihr das „Ja“ geben will, deutlich „Nein“ sagen und dabei z. B. die Hände heben. Auch das „Nein“ kann in unterschiedlicher Art und Weise gesagt werden: autoritär, lieb, fragend, bittend, streng, laut ...
Manchmal hängt ein „Ja“ zwischen zwei „Nein“ fest. Dann kann das „Ja“ entweder versuchen, eins der „Nein“ überzeugen und durchgelassen zu werden, oder die Person kann das „Ja“ mit einem „Wusch“ quer durch den Raum an jemand anderen schicken.

3. Schritt: Das „Ja“ durch den Raum schicken
Wenn es an einer Stelle nicht weitergeht und ein „Ja“ festhängt, kann die Person, die das „Ja“ hat, dieses mit einem „Wusch“ quer durch den Raum an eine andere Person abgeben. Dabei wird das JA wie ein Ball einer anderen Person zugeworfen, die dabei vorher angeschaut wird. Jetzt geht es wieder mit der Person weiter, die rechts danebensteht.

Auswertung nach der Übung:
Was war leicht? Was war schwierig?
War es leichter, „Ja“ zu sagen oder „Nein“?
Wann sagt ihr manchmal laut „Ja“ oder „Nein“?

[15] vgl. Seite 26 ff.

3. Umriss-Spiel: Meine Grenzen, deine Grenzen (ab Klasse 5)

Der eigene Körper und seine individuellen Grenzen liegen im Fokus dieser Methode. Jeder Mensch weiß am besten, wie der eigene Körper sich anfühlt und welche Berührungen angenehm sind und welche nicht. Viele Kinder lernen nicht gut genug, dieses Gefühl in sich zu spüren und ein gutes Gefühl für Nähe und Distanz aufzubauen. Dies ist aber wichtig für eine differenzierte Selbstwahrnehmung und das Spüren von Grenzen, von „Ja“ und „Nein“, von Zustimmung und Ablehnung. Diese Übung kann dabei unterstützen.

Zeit: etwa 45–60 Minuten, je nach Intensität und Diskussionsfreude

Material: zwei Räume, Bleistifte und bunte Filzstifte, große Papierrollen, rote, gelbe und grüne Klebepunkte

Ziel: interaktive, bewegte Auseinandersetzung mit dem Thema, Spaß, Austausch, Empathie und Abgleich, Stärkung der Eigenwahrnehmung

Methode: Zu dieser Übung kann auf den bereits erstellten Körperumriss[16] aufgebaut und die entstandenen Umrisse für diese Übung weiter genutzt werden. Alternativ können Sie für diese Übung neue Körperumrisse erstellen. Dies geht entweder gemeinsam mit der Klasse oder Sie nutzen vorbereitete Umrisse. Die Übung wird intensiver und für die Kinder erfahrbarer, wenn die Kinder die Umrisse selbst erstellen können.

Arbeit in Gruppen
Schritt 1: Erstellung von Umrissen
Idealerweise erfolgt die Arbeit zu diesem Thema und in der Altersgruppe zunächst in geschlechtergetrennten Gruppen, vor allem dann, wenn die Umrisse durch die Kinder erstellt werden. Sie sollten Gruppen von etwa 5–7 Kindern einteilen, die jeweils einen Umriss gestalten. Die Aufgabe an die Kinder ist, in den Kleingruppen auf den Papierbahnen einen Körperumriss zu malen, zunächst mit Bleistift, dann mit dicken Stiften nachziehen. Dabei darf die Gruppe entscheiden, ob der Umriss ein Mann oder eine Frau wird, ob die Person angezogen sein soll oder nackt. Dazu sollte jedoch vorher über Pubertät und Geschlechtsorgane gesprochen worden sein, um diesem Thema bereits ausgiebig Raum gegeben zu haben. Außerdem darf ein Fantasiename ausgesucht werden, der nichts mit einer realen Person aus der Klasse zu tun hat.

Schritt 2: Austausch über Berührungen und Körperteile
Wenn alle Umrisse fertig sind, kann entweder in den getrennten Gruppen weitergearbeitet werden oder die Klasse wieder zusammenkommen. Die verschiedenen Umrisse liegen in der Mitte oder hängen an der Tafel. Es ist dafür günstig, wenn die Umrisse Menschen mit männlichen und weiblichen Geschlechtsmerkmalen verkörpern. Nun können Sie gemeinsam mit der Klasse überlegen: Welche Körperteile gibt es, die von anderen Menschen berührt werden? Bei welchen Körperteilen ist das für euch in Ordnung, wenn andere sie berühren? Manche Kinder werden sich melden und sagen „Hände, Schultern, Haare.“ Die Kinder, die sich melden, dürfen die von ihnen als grün empfunden Körperteile mit einem grünen Klebepunkt markieren. Falls sich andere Kinder melden und sagen: „Meine Haare sind aber eine rote Zone!“, dürfen diese anderen Empfindungen ebenfalls am Umriss markiert werden. Sie können auch nachfragen: „Gibt es Kinder, die das anders empfinden? Sind für euch alle die Hände grün?“ Dabei werden sich Kinder melden, die überhaupt nicht gern anderen die Hand geben. Gibt es Körperteile, die gelb sind? Also Körperteile, die nur bestimmte Menschen anfassen dürfen? Welche Menschen sind das?

[16] vgl. Kapitel zur Pubertät, Seite 46 ff.

Schritt 3: Unterschiede und Auswertung
Wenn die Körperteile der Umrisse markiert sind, werten Sie die Übung mit den Kindern aus: Was ist euch aufgefallen? Wie unterscheiden sich die Gefühle der Kinder aus eurer Klasse? Sehr viele Kinder haben vielleicht unterschiedliche Empfindungen, was sie angenehm finden und was sie nicht mögen. Es gibt Körperteile, die sind für manche grün oder gelb, für andere ganz rot. Niemand anderes kann beurteilen, wie dein Körperempfinden ist. Dein Gefühl ist genau richtig! Du darfst entscheiden, was mit deinem Körper passiert. Nur ganz selten, z. B. wenn du dringend medizinisch behandelt werden muss, kann es sein, dass eine Ärztin oder ein Arzt dich trotzdem berühren muss.

Einzelarbeit
Diese Übung lässt sich mit Blankoumrissen auch in Einzelarbeit durchführen. Dabei bekommt jedes Kind die Aufgabe, sich selbst auszumalen und dann zu überlegen: Welche Körperteile sind für mich selbst rot, gelb oder grün? Wer darf mich wo berühren? Wo berühre nur ich mich selbst?

Einführungstext: Die Körperampel (ab Klasse 5)

Als Anregung zum Erklären oder zum Vorlesen

Bestimmt hast du das schon mal erlebt: Manche Dinge findest du richtig gut und du fühlst dich super wohl. Manchmal bist du dir unsicher, ob dir etwas gefällt, und du willst dir die Sache lieber aus der Entfernung angucken. Und manche Sachen magst du einfach gar nicht.
Vielleicht kannst du das manchmal ganz deutlich in deinem Körper spüren, ob sich etwas gut anfühlt oder eher nicht, als hättest du eine Ampel in deinem Körper, die Grün, Gelb oder Rot anzeigen kann.

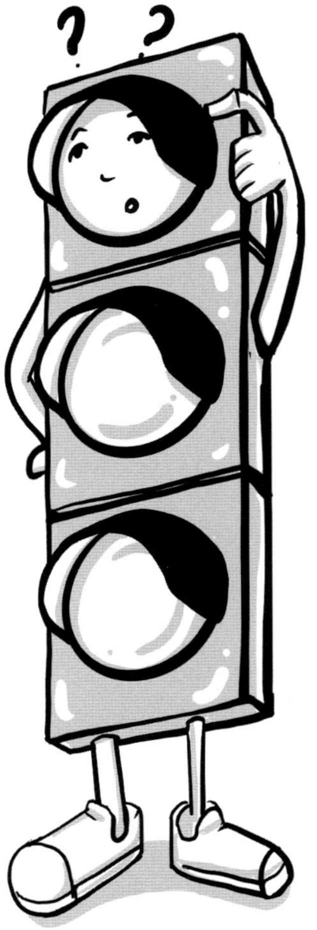

Wir alle haben so eine Ampel in unserem Körper, die, als würden wir auf eine Kreuzung zufahren, ihre Farbe ändern kann. Manche Dinge fühlen sich nach einer grünen Ampel an: „Ja, das will ich unbedingt!" Zum Beispiel eine Hand halten, kuscheln, Eis essen, mit dem Fahrrad herumfahren ...
Manche Dinge fühlen sich aber eher gelb an: „Ich weiß nicht genau, ob ich das will. Ich will es mir erst anschauen."
Und manche Dinge fühlen sich rot an: „Nein, das will ich überhaupt nicht! Lass mich in Ruhe!"

Es ist sehr gut, wenn du spürst, dass du etwas willst oder nicht oder dass du nicht sicher bist. Und du darfst zeigen, dass du etwas willst oder nicht willst oder dass du erst mal in Ruhe schauen willst, wie du das findest.

Was ist Sex? – Ergänzung und Erklärungsanregung zum Ampelmodell (ab Klasse 7)

Als Anregung zum Erklären oder zum Vorlesen

Alle Menschen haben eine Sexualität. Schon Kinder haben das. Denn zu Sexualität gehört sehr viel dazu: sich lieb haben, kuscheln, schmusen, sich geborgen und wohlfühlen, herumtoben und kabbeln oder auch sich verlieben, küssen usw. Wenn du also schmust und kuschelst und dich wohlfühlst, dann ist das auch ein Teil der menschlichen Sexualität und deiner Sexualität.

Sex ist auch ein Teil von all dem, was Sexualität ist. Sex gehört zur Sexualität der meisten erwachsenen Menschen. Viele Menschen fragen sich: Was ist Sex? Wo fängt das an?
Ob etwas Sex ist oder nicht, hat eigentlich nicht viel damit zu tun, was Menschen genau machen. Also eigentlich kann man nicht sagen: Sex ist, wenn ein Mann und eine Frau miteinander schlafen und dabei Penis und Vagina sich berühren. Denn Sex kann viel mehr sein.
Sex ist es, wenn es ein Sexgefühl ist. Also ein positives, angenehmes, lustvolles Gefühl im Körper und im Geschlechtsorgan, das sagt: „Ja, das will ich."

Stellt euch vor, in unserem Körper gibt es drei Ampeln:
Es gibt eine Ampel im Kopf, eine im Bauch/Herz und eine im Geschlechtsorgan. An den Ampeln kann eine Person erkennen, ob und worauf sie selbst und die andere Person Lust haben.
Wenn nun eine Person allein in ihrem Bett liegt, sie hat gut geschlafen und die Sonne scheint zum Fenster herein und sie hat Lust auf Selbstbefriedigung – ist das dann Sex?

Schauen wir uns mal die Ampeln an:
Die Kopfampel sagt: „Ich habe Lust." Sie ist grün.
Die Bauch- und Herzampel sagt:
„Ja, ich fühle mich wohl." Auch sie ist grün.
Und die Ampel im Geschlechtsorgan?
Sie ist auch grün. Denn das Gefühl im Geschlechtsorgan sagt: „Ja, ich habe Lust."
Wie kann sich das anfühlen? Das kann eine Person z. B. spüren, indem sie ein angenehmes, kribbeliges erregtes Gefühl in ihrem Geschlechtsorgan spürt.
Wenn diese Person jetzt also intensiv an das lustvolle Gefühl denkt oder sich selbst befriedigt, dann ist das Sex.

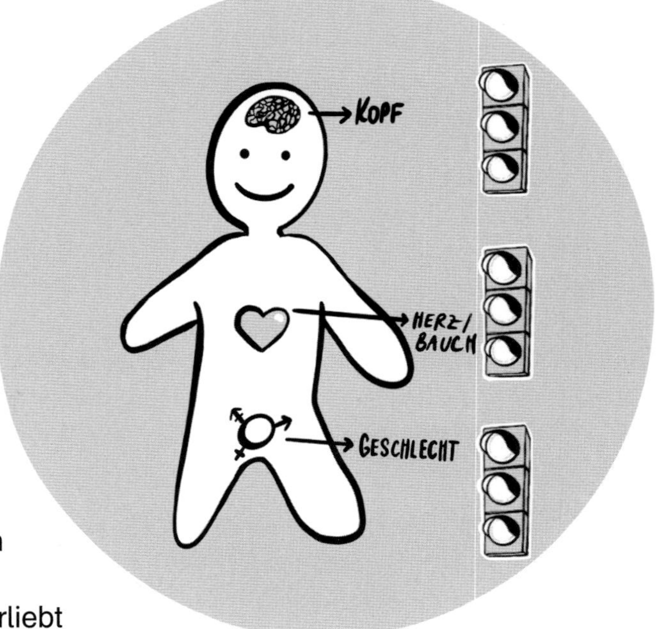

Wenn zwei Menschen miteinander Sex haben möchten, dann müssen noch mehr Ampeln auf Grün stehen. Dann wird es also etwas komplizierter.
Stellt euch ein Pärchen vor. Die beiden sitzen verliebt auf dem Sofa. Sie küssen sich und finden das beide sehr aufregend und angenehm. Wie sind dann die Ampeln?
Wenn die Ampeln bei beiden Grün anzeigen, dann kann das ein sehr schönes Gefühl sein. Wenn es auch im Geschlechtsorgan eine grüne Ampel gibt und ein kribbeliges Gefühl, dann ist es ein Sexgefühl.

Manchmal kann es auch sein, dass eine Ampel auf Gelb schaltet. Das kann z. B. passieren, weil eine Person plötzlich etwas macht und die andere Person weiß noch nicht, ob sie das schön findet. Einen Zungenkuss z. B. oder unter das T-Shirt fassen. Dann kann es sein, dass eine Ampel sich verändert und von „Das finde ich gut!“ auf „Ich bin mir nicht sicher“ schaltet. Manchmal wird die Ampel nach einer Weile wieder Grün, weil die Person merkt, dass sie es gut findet und es sich angenehm anfühlt.

Aber vielleicht bleibt die Ampel auch Gelb oder springt auf Rot und das Gefühl sagt: „Nein, das ist mir jetzt zu viel.“ Wenn das so ist, dann darf die Person das auch sagen. Sie könnte dann sagen „Ich fühle mich nicht wohl“ oder „Warte“ oder „Kannst du bitte etwas anderes machen?“. Aber auch die andere Person kann etwas tun: Sie kann z. B. fragen „Geht es dir gut?“ oder „Hast du Lust auf ...?“ oder „Darf ich dich küssen/anfassen/...?“.

Es ist gut, wenn du spürst, dass die Ampeln sich verändern. Das kann immer passieren: Auch wenn du kuschelst oder auf der Schaukel sitzt, sagt das Gefühl irgendwann „Jetzt reicht es, ich möchte etwas anderes machen.“ Es kann aber auch sein, dass du heute sagst: „Ja, ich will ins Schwimmbad gehen!“ und am nächsten Tag sagt dein Gefühl dazu etwas anderes und die Ampel zeigt Rot.
Das ist o.k. und du darfst immer sagen, dass es so ist. Und es ist auch gut, die andere Person zu fragen: „Fühlst du dich wohl? Möchtest du das? Möchtest du etwas anderes machen?“
Es ist wichtig, aufeinander zu achten. Denn wenn zwei Menschen grüne Ampeln haben und schöne Gefühle miteinander teilen können, ist das etwas sehr Schönes, z. B. gemeinsam eine Lieblingsserie schauen. Und auch wenn zwei Menschen ein aufregendes und lustvolles Sexgefühl miteinander teilen können, dann kann sich das wunderbar anfühlen.

Was kein Sex ist:
Wenn eine Person überhaupt keine grünen Ampeln hat und jemand etwas tut, obwohl es rote Ampeln gibt oder gar kein Sexgefühl da ist, dann ist das kein Sex oder Sexualität und nicht o.k., sondern Gewalt. Das kann sein, wenn deine Tante dich einfach knutscht, obwohl du das eklig findest, oder wenn dir jemand auf den Hintern haut und du findest das richtig blöd oder wenn jemand Dinge zu dir sagt, die du schlimm oder abstoßend findest, oder wenn jemand mit dir etwas macht, obwohl du gar nicht zeigst, dass du das willst.
Wenn das passiert, wenn jemand Gewalt anwendet oder nicht auf die Grenzen der anderen Person achtet, hat immer die Person die Schuld, die das macht, niemals die Person, die die Gewalt erlebt.
Man darf dann sagen: „Nein! Das ist mir unangenehm. Ich will, dass du das lässt!“
Man darf sich Hilfe holen und davon erzählen. Kein Mensch muss sich schämen, wenn so etwas passiert. Sondern der Fehler liegt immer bei der Person, die das tut und Grenzen von anderen nicht beachtet.

In Deutschland gibt es Regeln, wann Menschen Sex haben dürfen. Das dürfen Menschen in Deutschland ab 14 Jahren. Dann sind sie keine Kinder mehr, sondern Jugendliche. Sie dürfen dann entscheiden, dass sie Sex haben möchten und mit wem. Allerdings gibt es Einschränkungen, was das Alter angeht. So dürfen zwischen 14 und 16 Jahren die Eltern noch etwas gegen eine Beziehung sagen, wenn sie z. B. der Meinung sind, die Beziehung ist nicht gut für ihr Kind. Die Regeln beziehen sich auf konkrete Handlungen. Sie sagen, Sex ist: Sich gegenseitig an den erregten Geschlechtsorganen anfassen und miteinander schlafen. Diese Dinge darf man erst ab 14 Jahren, auch wenn man vorher schon angenehme Gefühle spüren oder sich verlieben kann.

AB: Ampelgeschichten

Bestimmt hast du das schon mal erlebt: Manche Dinge findest du richtig gut und du fühlst dich super wohl. Manchmal bist du dir unsicher, ob dir etwas gefällt, und du willst dir die Sache lieber aus der Entfernung angucken. Und manche Sachen magst du einfach gar nicht. Vielleicht kannst du das manchmal ganz deutlich in deinem Körper spüren, ob sich etwas gut anfühlt oder eher nicht, als hättest du eine Ampel in deinem Körper, die Grün, Gelb oder Rot anzeigen kann.

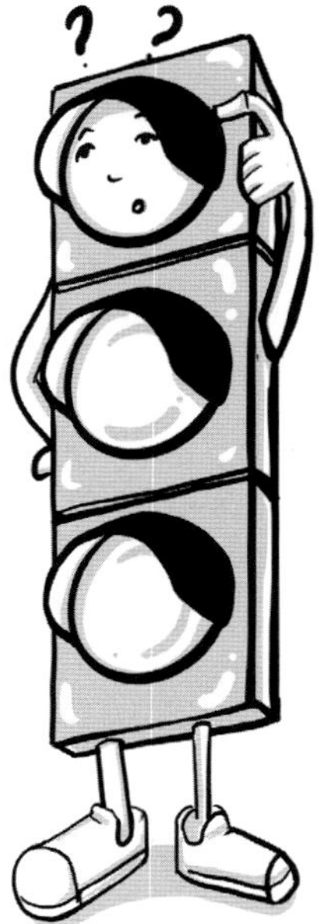

Den Menschen in den Ampelgeschichten geht es genauso.

Aufgabe:

Lies die Geschichten und überlege:
- Wie fühlen sich wohl die Personen in der Geschichte?
- Welche Farben haben ihre Ampeln?
- Was könnten sie tun, um herauszufinden, wie die andere Person sich fühlt?

Geschichte 1

Beim Geburtstag von Samia wird „Wahrheit oder Pflicht" gespielt. Alle sind begeistert. Irgendwann ist Lowis dran. Sie soll Milan auf die Wange küssen. Lowis geht das zu weit, sie hat keine Lust mehr auf das Spiel. Aber die anderen gucken alle so gespannt und warten darauf, dass das Spiel weitergeht.
- Wie fühlt sich Lowis?
- Welche Farbe hat ihre Ampel?

Geschichte 2

Kim und Tarik verbringen immer schöne Stunden am Nachmittag zusammen. Tarik ist ein bisschen verliebt in Kim. Aber in der Schule schaut Kim Tarik nie an. Dann ist es so, als würden sie sich nicht kennen. Tarik weiß nicht, was er davon halten soll und ob er Kim in der Schule ansehen oder ansprechen soll.
- Wie fühlt sich Tarik?
- Welche Farbe hat seine Ampel?

Geschichte 3

Farid und Mira spielen auf dem Schulhof „Leute fangen". Sie wollen Lionel als „Verbrecher" einfangen. Lionel hat schlechte Laune, weil er in der letzten Stunde die schlechteste Note der Klasse bekommen hat. Auf dem Schulhof verzieht er sich in eine Ecke unter einen Baum, wo ihn hoffentlich keiner sieht. Die anderen rennen ihm aber übermütig hinterher und fangen an, ihn mitzunehmen.
- Wie fühlt sich Lionel?
- Welche Farbe hat seine Ampel?

AB: Ampelgeschichten

Bestimmt hast du das schon mal erlebt: Manche Dinge findest du richtig gut und du fühlst dich super wohl. Manchmal bist du dir unsicher, ob dir etwas gefällt, und du willst dir die Sache lieber aus der Entfernung angucken. Und manche Sachen magst du einfach gar nicht. Vielleicht kannst du das manchmal ganz deutlich in deinem Körper spüren, ob sich etwas gut anfühlt oder eher nicht, als hättest du eine Ampel in deinem Körper, die Grün, Gelb oder Rot anzeigen kann.

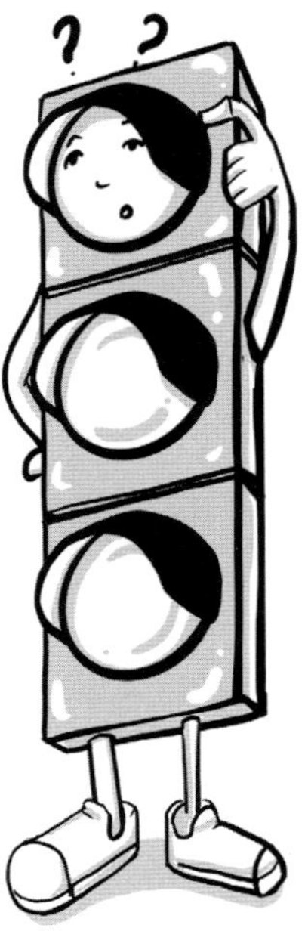

Den Menschen in den Ampelgeschichten geht es genauso.

Aufgabe:

Lies die Geschichten und überlege:
- Wie fühlen sich wohl die Personen in der Geschichte?
- Welche Farben haben ihre Ampeln?
- Was könnten sie tun, um herauszufinden, wie die andere Person sich fühlt?
- Wie könnte die Situation weitergehen?

Geschichte 1

Levi und Lenka sind seit ein paar Wochen ein Paar. Sie haben auch schon öfter beieinander übernachtet und sich nackt gestreichelt. Das finden beide sehr schön. Beide möchten gern miteinander schlafen. Lenka möchte nur mit Levi schlafen, wenn er ein Kondom benutzt. Sie traut sich aber nicht, ihm das zu sagen. Sie weiß nicht, was Levi von Kondomen hält, und weiß nicht, wie sie das ansprechen soll. Ob sie einfach gar nichts sagen und die Pille nehmen soll?
- Wie fühlt sich Lenka?
- Welche Farbe hat ihre Ampel?
- Wie könnte die Situation weitergehen?

Geschichte 2

Lina und Amy waren zusammen auf einer Party. Sie haben ziemlich viel getrunken und Amy hat sich endlich getraut, Lina anzusprechen. Amy ist glücklich, weil Lina gar nichts dagegen hatte und gleich lange mit ihr gequatscht und getanzt hat. Sie sind sogar zusammen nach Hause gegangen. Lina ist zwar wirklich sehr betrunken, aber sie küsst Amy intensiv und drückt sich an sie. Amy ist sich sehr unsicher, was sie nun tun soll und wie sie ihr Verhalten deuten soll.
- Wie fühlt sich Amy?
- Welche Farbe hat ihre Ampel?
- Wie könnte die Situation weitergehen?

Geschichte 3

Arne und Leyla sind seit einiger Zeit zusammen. Leyla ist im Sommerurlaub und deswegen sehen sich die beiden zwei Wochen lang nicht. Arne fragt sie eines Abends, ob sie ihm nicht ein Nacktbild über WhatsApp schicken will. Leyla will das eigentlich nicht machen, weil in ihrer Schule mal ein Mädchen wegen so etwas gemobbt wurde. Jetzt weiß sie nicht, was sie tun soll. Sie möchte nicht, dass Arne sie verklemmt findet. Sie will Arne nicht verlieren.
- Wie fühlt sich Leyla?
- Welche Farbe hat ihre Ampel?
- Wie könnte die Situation weitergehen?

AB: Körperampel

Aufgabe:

Schau dir die Bilder an.
- Was passiert genau auf den Bildern?
- Wie fühlen sich die Menschen? Welche Farben haben ihre Ampeln? Male sie an.
- Was könnten sie tun, um herauszufinden, wie die andere Person sich fühlt oder die Situation zu verändern?

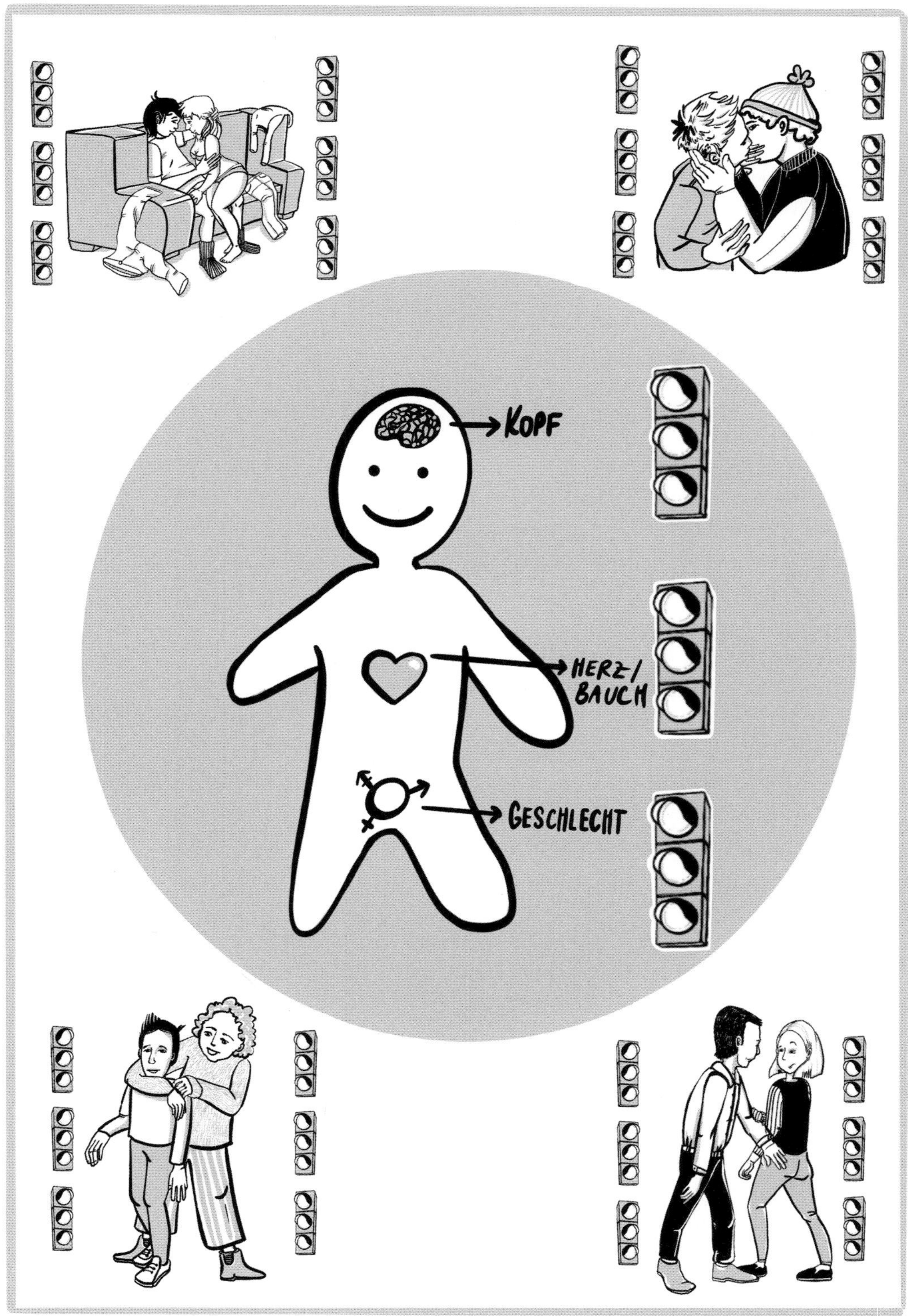

3.3.4 Das erste Mal! ... Welches erste Mal?!

Hintergründe und Wissenswertes für Lehrkräfte

Wann sollte man das erste Mal haben?
Wenn man richtig verliebt ist und man will Sex, soll man dann?
Wann ist der richtige Moment dafür?

Das erste Mal ist ein gesellschaftlich sehr interessantes Ereignis. Es wird oft mit Spannung erwartet und ist mit Mythen umrankt. Es löst Ängste und Unsicherheiten aus und ist immer wieder Bestandteil von Fragerunden, anonymen Briefkästen und Diskussionen. Auffällig ist dabei, das über „Das erste Mal" oft sehr heteronormativ gesprochen wird, d.h., es wird in den meisten Erzählungen überwiegend davon ausgegangen, dass das „richtige erste Mal" das ist, wenn Penis und Vagina sich vereinen.
Damit wird kommuniziert, dass Sex immer etwas mit Penis und Vagina zu tun hat. Ein Blick in die Schulbücher verschiedener Bundesländer ist hier sehr spannend. Oft wird Sex hier in etwa so beschrieben: „Der Mann hat einen Penis und bekommt (eigentlich immer) einen Orgasmus und einen Samenerguss. Die Frau hat eine Scheide, die feucht wird, damit der Penis eindringen kann." Diese Darstellung verschafft Mädchen und Frauen wenig Zugang zu ihren Geschlechtsorganen, da es eine recht funktionalistische Sichtweise ist und sie übersieht den Lustaspekt fast gänzlich: Woran merken Menschen, und hier vor allem Mädchen und Frauen, körperliche Erregung und Lust? Wie genau kann man das wahrnehmen?
Das erste Mal und heterosexueller Geschlechtsverkehr sind zudem aufgeladen durch Mythen und Ansprüche an Körper und Funktionsweisen: Wie wichtig ist Jungfräulichkeit? Muss das erste Mal wehtun? Blutet es beim ersten Mal? Wie muss man sich dabei verhalten? Was sollte man genau tun? Was ist, wenn etwas nicht klappt und man etwas falsch macht? Ist Sex in Pornografie dafür eine Inspiration?

Für alle ist das erste Mal also ein aufregendes Thema. Für Jungen ist es oft mit Leistungsansprüchen verbunden: „Ist mein Körper ausreichend? Ist mein Penis o.k. und groß genug? Was ist, wenn ich sehr schnell einen Orgasmus habe? Muss ich genau wissen, wie alles geht? Muss ich das Mädchen zum Orgasmus bringen?"
Auch Mädchen und ihre Körper sind in fast allen Gesellschaften mit enorm vielen Anforderungen, Vorgaben und Normierungen konfrontiert. In sehr vielen Gesellschaften haben Jungen und Männer mehr Raum für sexuelle Erfahrungen und dort wird dies sogar gern gesehen, während Mädchen und Frauen eher die passive Rolle zukommt. Sehr häufig wird der Körper der Frau bewertet und zu Zurückhaltung ermahnt. Pornografie zeigt Frauen oft eher als Objekte, die alles gut finden, was der Mann macht. Sie selbst zeigen aber keine selbstständige, vom Mann unabhängige Lust und Initiative. Frauen mit einer selbstbewussten Sexualität gehen oft das Risiko ein, für erlebte sexualisierte Gewalt eine Teilschuld zugeschrieben zu bekommen, z. B.: „Kein Wunder, so wie sie sich verhält/anzieht."

Anderseits zeigen Jugendstudien[17], dass Jugendliche heutzutage gut kommunizieren und sich z. B. in Verhütungsfragen abstimmen und gleichberechtigter um Verhütungsmethoden kümmern. Sie verhandeln miteinander, was sie wollen und wie sie es wollen. Sie fangen trotz des früheren Pubertätsbeginns, entgegen vieler gegenteiliger medialer Darstellungen, im Allgemeinen nicht früher an, sexuell aktiv zu werden.

[17] vgl. Jugendsexualität. Die Perspektive der 14- bis 25-Jährigen. Repräsentativbefragung. BzgA, Köln 2015

Aber es zeigt sich auch: Kinder und Jugendliche sind heutzutage „overscripted". Das heißt, vor wenigen Jahrzehnten hatten Menschen noch kaum Namen und geschweige denn Bilder für das, was sie miteinander getan und entdeckt haben (sind also ohne „Script" in die Erfahrungen gestartet). Heute haben Kinder und Jugendliche eine Vielzahl von Eindrücken und Einflüssen in Bewegtbild und Ton zu verarbeiten dazu, wie Sex aussieht, ehe sie überhaupt das erste Mal selbst sexuelle Erfahrungen machen.
Es bleibt offen, inwieweit das die Sexualität der Menschen verändert. Sicher ist: Das Internet mit seinen vielen und vielfältigen Eindrücken und Möglichkeiten lässt sich nicht aus dem Leben von Kindern und Jugendlichen aussperren. Es wird überwiegend von Erwachsenen gemacht und ist eine Quelle vielfältiger Informationen. Kinder und Jugendliche erleben nach wie vor die Sensation des Verliebtseins und der großen Gefühle füreinander.
Aber sicher ist auch, dass die vielen Eindrücke verwirren und belasten können. Eine gute Begleitung, Austausch und Gespräche sind hilfreich und notwendig, um Eindrücke zu verarbeiten, einzuordnen und zu integrieren.

Dieses Kapitel geht dem Thema „das erste Mal" vielfältig auf den Grund: Welche „ersten Male" gibt es? Wann ist der richtige Moment dafür? Was fühle ich dabei? Außerdem wird auf dem Modell der Körperampel aus dem Kapitel „Wie weiß ich, was ich mag?" aufgebaut, um der Frage weiter nachzugehen: Was ist Sex? Wie fühle ich, dass ich will?

Es gibt viele erste Male:
Die Kinder und Jugendlichen Ihrer Schulklasse sind mittendrin. Das erste Mal jemanden nach der Telefonnummer fragen, „Ja" oder „Nein" sagen, Händchen halten, küssen … Die Erfahrungen erstrecken sich nicht nur auf heterosexuellen Geschlechtsverkehr, sondern auf weitaus mehr Aspekte. Sexualität ist eher ein Spektrum, bei dem es vor allem darum geht, wie es sich gut anfühlt und wie es konsensuell gestaltet sein kann.

Viele erste Male (ab Klasse 6)

Erste Male gibt es viele. Unser ganzes Leben lang machen wir viele Dinge zum ersten Mal. Diese Übung eignet sich zum Einstieg ins Thema und dafür, gleichzeitig den Blick etwas zu weiten.

Zeit: etwa 10 Minuten

Material: Tafel und Kreide oder Zettel und Stifte, ggf. das AB auf Seite 101

Ziel: Einstieg ins Thema, Sprache und Sexualität, Spaß, Reflexion und Austausch, einen etwas weiteren Blick auf das Spektrum von Sexualität bekommen

Methode: Wahrscheinlich weiß Ihre Klasse bereits, dass Sie mit ihr über das Thema Sexualität sprechen wollen. Sie können die Übung einleiten, indem Sie das Feld ein wenig öffnen: „Beim Thema ‚Sexualität' denken viele auch an ‚das erste Mal'. Aber warum ist das eigentlich so wichtig? Es gibt in unserem Leben und auch bei allem, was mit Leben, Liebe, Gefühlen und Sexualität zu tun hat, ja sehr sehr viele erste Male. Und ihr habt auch schon sehr viele davon erlebt. Überlegt mal: Was für erste Male habt ihr in eurem Leben schon erlebt? Wisst ihr noch, wie ihr euch dabei gefühlt habt?" Sie können diese ersten Male in der ganzen Klasse sammeln und auf Zettel schreiben oder an der Tafel notieren lassen.
Ergänzend können Sie der Klasse das AB von Seite 101 austeilen. Hier sind unterschiedlichste erste Mal rund um Liebe, Beziehung und Sexualität zu sehen: Welche sind das? Wie fühlen sich die Menschen dabei? Wann ist der richtige Moment dafür und wie kann man das spüren?

Auswertung
Wahrscheinlich kommen viele und sehr vielfältige erste Mal zusammen. Auch beim Thema Liebe und Sexualität machen wir vieles zum ersten Mal. Manches müssen wir ein paarmal tun, damit es besser geht, z. B. eine Person ansprechen oder mit einer Person über etwas sprechen, in die man verliebt ist, oder auch küssen. Sexualität ist etwas, was wir unser ganzes Leben lang lernen, und dabei gibt es immer wieder erste Male, auch für die Erwachsenen! Es ist also okay, aufgeregt zu sein, Fehler zu machen oder sich nicht sicher zu sein.

Ampelmodell – Wann ist der richtige Zeitpunkt für das „erste Mal"? (ab Klasse 7)

Vieles muss man üben, damit es schön wird. Das ist mit Liebe und Sex genauso. Vieles ist am Anfang ungewohnt. Kommen Sie mit Ihrer Klasse über Befürchtungen, Meinungen und Mythen zum ersten Mal ins Gespräch, kann das die Möglichkeit eröffnen, dass Ängste von einzelnen Personen gemildert werden und ein Abgleich von Vorstellungen und Meinungen stattfinden kann. Die Methode baut auf dem Ampelmodell „Was ist Sex?"[18] auf. „Das erste Mal" als ein Teil von Sexualität wird hier als etwas beschrieben, bei dem es mehr auf das entsprechende Gefühl ankommt als auf äußere Parameter oder Erwartungen.

Diese Übung kann genutzt werden, um z. B. folgende Fragen zu besprechen:

- Woran spürt man selbst, dass man Lust hat?
- Wie kann ich mich in Situationen verhalten, wo die Ampel eben noch Grün war und nun Gelb oder Rot wird, wenn z. B. gerade noch klar war: „Küssen ist o.k., aber weiter machen nicht."?! Was kann man dann tun?
- Woran erkenne ich, worauf die andere Person Lust hat? Wie kann ich das rausfinden?

Zeit: etwa 15–30 Minuten

Material: Ampelmodell: Wie weiß ich, was ich mag? Ergänzung: Was ist Sex?

Ziel: interaktiver Austausch über ein sensibles Thema, Sprachfähigkeit zum Thema entwickeln, eigene Meinung in Worte fassen und abgleichen, Ängste nehmen und Wissen vermitteln

Methode: Schritt 1: Das Ampelmodell „Was ist Sex?" kennenlernen
Lesen Sie dazu den Text zum Modell „Was ist Sex?"[19] gemeinsam mit der Klasse. Besprechen Sie die Frage „Was ist Sex?" mit der Klasse und diskutieren Sie mit ihr darüber. Ist das Modell allen klar? Was kann alles zu Sexualität dazugehören?

Schritt 2: Das erste Mal
Nun geht es also darum, über das berühmte „erste Mal" zu sprechen. Aufbauend auf dem Ampelmodell können Sie in die Übung überleiten: „Wann der richtige Zeitpunkt für ein erstes Mal ist und was du oder was ihr miteinander machen möchtet, liegt also vor allem daran, wie das Gefühl ist. Niemand kann von außen sagen, wie dein Gefühl ist und ob es das richtige Gefühl für etwas ist. Es kann sein, dass Menschen gar nicht erwarten, dass sie an einem bestimmten Tag überhaupt auf etwas Lust haben, aber dann fühlt es sich plötzlich doch genau richtig an. Und manchmal nehmen sich Leute auch etwas vor und planen es, aber in der Situation ist das Gefühl dann ganz anders und fühlt sich gar nicht mehr richtig an.
Manche Menschen haben dann große Angst, die andere Person zu enttäuschen, wenn sie plötzlich doch keine Lust auf etwas haben. Oder sie wissen nicht, wie sie es sagen sollen oder denken, sie sind zu empfindlich. Aber es ist gut und völlig in Ordnung, wenn sich das Gefühl plötzlich doch verändert. Dein Gefühl und dein Körper sind ziemlich gute Ratgeber. Du darfst auf sie hören, auch beim ersten Mal."

---

[18] vgl. Seite 91
[19] ebd.

Schritt 3: Beispiele zum Thema „Das erste Mal" mit der Klasse besprechen
Was passiert in diesen Situationen? Welche Farbe haben die Ampeln der Personen? Was könnten sie tun, um herauszufinden, wie die andere Person sich fühlt, oder die Situation zu verändern?

Schritt 4: Auswertung
Was ist den Schülerinnen und Schülern bei den Situationen durch den Kopf gegangen? Wie könnten die Situationen gelöst werden?

Besonders bei diesem Thema lohnt sich der Blick auf die Ampel im Geschlechtsorgan. Das erste Mal hat viel mit dieser Ampel zu tun und mit der Frage, ob Lust und/oder Erregung gefühlt wird.
Bei der Auswertung der Ampelgeschichten können Sie deswegen mit der Klasse besprechen: Wie fühlt sich die Ampel im Geschlechtsorgan bei den beteiligten Personen an? Wie fühlt sich Lust und Erregung an? Dabei kann es sinnvoll sein zu erklären, dass z. B. die Geschlechtsorgan-Ampel nicht immer mit der Kopf-Ampel übereinstimmen muss. Das Geschlechtsorgan kann erregt sein, obwohl man sich nicht danach fühlt. Es kann aber auch gar nicht erregt sein, obwohl man das gern so hätte. Es ist auch sinnvoll zu beschreiben, dass es überhaupt nicht wehtun muss, wenn die Vagina das erste Mal einen Penis in sich aufnimmt. Die Vagina ist ein sehr flexibles Organ. Bei Erregung und Lust können der Raum hinter dem Muttermund und auch der gesamte Vaginalgang sehr viel weicher und weiter werden als im nicht erregten Zustand. Manchmal entsteht sehr viel Feuchtigkeit, was im ersten Moment irritieren kann. Die Klitoris kann sehr viel größer werden und da sie überwiegend im Inneren verläuft, kann die gesamte Vulva größer und voluminöser erscheinen. Es kann aber auch sein, dass die Vagina sich nicht verändert oder das Gefühl entsteht, dass nichts in sie hineinkommen kann. In einigen Fällen können dies Ursachen haben wie beispielsweise Vaginismus[20]. Sehr häufig kann es aber auch sein, dass ein Mädchen sich im Kopf gar nicht sicher ist, ob sie Lust hat, und die Vagina deswegen auch angespannt ist. Dann braucht es Zeit und keinen Stress oder Druck. Wenn die Vagina Lust hat, dann zeigt sie das oft sehr deutlich.

Auch für Jungen gibt es Situationen, die ihnen Sorgen bereiten. Besonders zu Beginn der Pubertät kann es sein, dass der Penis sehr schnell erigiert. Das ist unter Umständen sichtbar und kann dann schnell missverstanden oder unpassend gefunden werden. Es kann erleichternd sein zu wissen, dass das vielen Jungen so geht. Eine häufige Sorge ist auch, dass der Orgasmus vor allem bei Jugendlichen manchmal innerhalb weniger Sekunden passieren kann. Vielen Jungen ist das peinlich. Es ist hilfreich zu wissen, dass sich das oft mit zunehmendem Alter verändert. Manchen Jungen hilft es auch, einen Orgasmus zu haben und bei einem zweiten Mal entspannter sein zu können. Insgesamt ist es auch hier wieder lohnend, Sex nicht nur als etwas zu beschreiben, bei dem Penis und Vagina die Hauptrolle spielen.

20 Unter Vaginismus versteht man eine unwillkürliche und willentlich nicht kontrollierbare Anspannung der Beckenbodenmuskulatur, die die Vagina umgibt. Diese Verkrampfung und Anspannung kann sehr schmerzhaft sein, sodass penetrativer Geschlechtsverkehr nicht oder nur sehr schmerzhaft möglich ist. Manchmal ist auch das Einführen von Tampons, eines Fingers oder eine vaginale gynäkologische Untersuchung nicht möglich. Die Ursachen können sehr vielfältig sein.

AB: Das erste Mal! ... Welches erste Mal? Ampelgeschichten

Lara und Ednan sind erst seit Kurzem zusammen. Sie sind bei Lara zu Hause, ihre Eltern sind nicht da. Für Ednan ist Lara die große Liebe, er ist sehr verliebt. Lara hatte schon einen Freund, mit dem sie auch schon öfter geschlafen hat. Sie hat Lust, mit Ednan zu schlafen. Für ihn ist es das erste Mal und er ist sehr nervös. Er hat Angst, etwas falsch zu machen oder sehr schnell zum Orgasmus zu kommen. Lara küsst ihn und fängt an, sich und Ednan auszuziehen. Ednan weiß nicht, was er tun soll.

Aufgabe:

Was passiert in dieser Situation?
Welche Farbe haben die Ampeln der Personen?
Was könnten sie tun, um herauszufinden, wie die andere Person sich fühlt, oder um die Situation zu verändern?

Lars und Kai kennen sich schon lange, sie sind beste Freunde und verbringen viel Zeit miteinander. Lars mag Kai sehr gerne und genießt es, in seiner Nähe zu sein. Er würde Kai aber nie sagen, dass er ihn sehr mag. Das traut er sich nicht. Eines Abends sitzen beide mal wieder auf dem Sofa vor dem Bildschirm und zocken. In einer Pause sehen sie sich in die Augen. Keiner schaut weg. Es ist ein kribbeliges Gefühl in der Luft. Lars ist sich nicht sicher, was er denken soll, aber er hat große Lust, sich zu trauen und Kai einfach zu küssen.

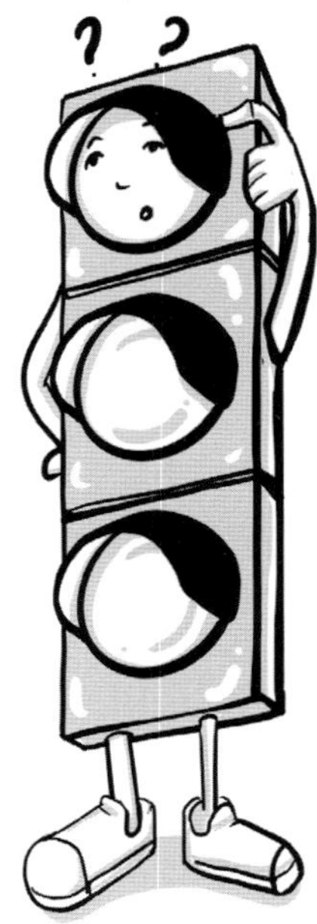

Aufgabe:

Was passiert in dieser Situation?
Welche Farbe haben die Ampeln der Personen?
Was könnten sie tun, um herauszufinden, wie die andere Person sich fühlt, oder um die Situation zu verändern?

Arif und Edda sind seit einiger Zeit zusammen. Sie liegen gerne beide stundenlang zusammen im Bett und küssen und streicheln sich. Sie haben schon seit einer Weile geplant, an diesem Wochenende das erste Mal miteinander zu schlafen. Arif hat auch schon Kondome gekauft. Als Edda an diesem Wochenende zu Arif kommt, freut er sich sehr und ist auch ziemlich aufgeregt. Er küsst Edda und möchte sie ausziehen, aber Edda ist irgendwie anders und viel zurückhaltender als sonst.

Aufgabe:

Was passiert in dieser Situation?
Welche Farbe haben die Ampeln der Personen?
Was könnten sie tun, um herauszufinden, wie die andere Person sich fühlt, oder um die Situation zu verändern?

Das erste Mal – Wahrheit und Mythos (ab Klasse 8)

Das erste Mal ist überall auf der Welt mit Mythen besetzt. Diese Übung nähert sich Mythen und Meinungen zu diesem Thema an. Dabei werden Fakten angesprochen, die den Blick eher auf Meinungen in Deutschland und dem globalen Norden richten. Der Hintergrund ist, dass sich oft besonders Menschen islamischen Glaubens oder aus arabischen und afrikanischen Ländern mit Vorurteilen konfrontiert sehen. Häufig sind das Vorurteile bezüglich einer angeblich „rückschrittlichen" Sexualmoral oder Sexualverhaltens.
Der kritische Blick auf Entwicklungen und Ambivalenzen in der Geschichte und Gesellschaft eines westlichen Landes, das sich im Allgemeinen in diesem Punkt vorbildlich versteht, kann sinnvoll sein. Es kann dadurch leichter werden, offener und kritischer über Themen sprechen zu können, ohne sich angegriffen zu fühlen, und das, was in der eigenen Familie vermittelt wird, verteidigen zu müssen. Und nebenbei ist der Blick auf die Entwicklungen und auch die Ambivalenzen in Deutschland sehr spannend.

Diese Methode beschäftigt sich intensiver mit dem Thema „Das erste Mal", mit Mythen und Zuschreibungen. Sie ist für ältere Klassen geeignet, die diskussionsfreudig sind und Interesse am Thema haben. Hier ist es besonders wichtig, dass gemeinsam erstellte Regeln im Blick bleiben: respektvoller Umgang, verschiedene Meinungen stehen lassen oder konstruktiv kritisieren. Nicht mitmachen, im Sinne von Enthaltungen oder nichts sagen müssen sollte, sollte erlaubt sein! Achten Sie darauf, dass keine Personen aufgrund ihrer Kultur angegriffen werden. Einige Fakten werden dazu auch weiter unten als Auswertungsanregungen dargestellt, die auch Deutschland kritisch in den Blick nehmen bzw. jüngere Entwicklungen beleuchten.

Zeit: etwa 30–45 Minuten

Material: Statements, ein Seil oder eine mit Krepp auf den Boden geklebter Streifen, der als Skala dient, Kärtchen, auf denen „Ja" und „Nein" steht (oder rote/gelbe/grüne Kärtchen)

Ziel: Austausch, Diskussion, Formulierung verschiedener Standpunkte

Methode: Im Raum sollte die Mitte frei sein, z. B. indem projektartig im Stuhlkreis gearbeitet wird oder ein anderer Raum für diese Übung genutzt werden kann.
Alternativ können die Schülerinnen und Schüler ihre Antwort mit Kärtchen geben, die sie in die Höhe halten und auf denen sie ihre Zustimmung in Prozent oder mit „Ja" und „Nein" (oder mit Rot/Gelb/Grün) angeben.
Wenn mit der Skala gearbeitet wird:
Die Skala wird in die Klasse gelegt/geklebt und an den Enden jeweils ein Kärtchen mit „Ja" und am anderen Ende mit „Nein" hingelegt. Die Skala dient nun dazu, dass die Jugendlichen sich zu einer Aussage positionieren, wo sie sich mit ihrer Antwort verorten. Sie können dabei 100 % „Ja" oder 100 % „Nein" auswählen, aber auch jede andere Prozentabstufung ist zulässig.
Nun liest die Leitung/Lehrkraft die erste Aussage vor, zu der die Jugendlichen sich positionieren dürfen. Wenn alle ihre Position gefunden haben (oder in der sitzenden Variante ihre Antwort mit Kärtchen in die Höhe gehalten haben), darf die Leitung einzelne Personen fragen: „Warum stehst du hier? Was ist deine Meinung dazu? Welche anderen Meinungen gibt es?"

Statements zur Diskussion:
- Um Sex miteinander zu haben, sollten Menschen zuerst heiraten.
- Bluten beim ersten Mal zeigt, dass ein Mädchen noch Jungfrau ist.
- Es ist gut, das erste Mal schnell hinter sich zu bringen.
- Männer sollten beim ersten Mal mehr Erfahrung haben als Frauen.
- Deutschland ist erst seit wenigen Jahrzehnten offener, was den Umgang mit Sex vor der Ehe angeht.
- Beim ersten Mal kann ein Mädchen noch nicht schwanger werden.
- Der Junge sollte das Mädchen zum Orgasmus bringen.
- Es ist normal, dass es beim ersten Mal etwas wehtut.
- Pornografie kann eine gute Möglichkeit sein, sich vor dem eigenen ersten Mal zu informieren.

Fakten zur Auswertung:
➜ *Sex nur in der Ehe!*
Viele Einstellungen, Meinungen und Werte rund um Sexualität verändern sich gesellschaftlich sehr stark. In den 1950er- und 1960er-Jahren war es in Deutschland noch sehr unerwünscht, wenn unverheiratete Leute Sex miteinander hatten. Hotelzimmer durften nur an Eheleute vermietet werden. Dann haben junge Menschen für mehr Freiheit und mehr Sexuelle Bildung gekämpft, das waren die „68er“. Dadurch hat ein Wandel eingesetzt, der sich schrittweise entwickelte. Aber auch das dauert bis heute. Vergewaltigung in der Ehe ist erst seit 1997 strafbar. Und das war eine harte politische Diskussion. Immer noch gibt es neue Diskussionen und Entwicklungen. Oft wurde und wird auch in Deutschland ein strikterer Umgang mit Sexualität mit der christlichen Religion begründet. Viele Religionen, vor allem die großen monotheistischen, also die an einen einzigen Gott glauben, haben sehr viele Regeln zum Thema Sexualität eingeführt. In der neueren politischen Entwicklung gibt es aus Amerika und vonseiten evangelikaler Freikirchen kommend, aber auch in Europa wieder vermehrt junge Menschen, die sich gegen Selbstbefriedigung aussprechen und/oder auch Sex als lediglich in der Ehe und zur Zeugung von Kindern erwünscht verorten.

➜ *Pornografie ist eine Inspirationsquelle.*
Das kann es unter Umständen durchaus sein. Die Verfügbarkeit von Sex im Internet kann Menschen helfen, eigene Vorliebe zu teilen und zu entdecken und kann Vielfalt in der Sexualität zeigen. Es gibt immer mehr Menschen, die das Internet nutzen, um vielfältigen und einvernehmlichen Sex zu zeigen, den alle Beteiligten gut finden. Vieles von dem, was im Internet offen zugänglich ist, zeigt allerdings einen recht gewaltsamen Sex. Meistens sieht man von Männern nur einen Teil, und Frauen sagen selten, was sie wollen und wie sie es wollen. Ihre Rolle ist meist, den Mann zu erregen und alles gut zu finden. Selten wird dabei gezeigt, dass die Menschen, die Sex haben, miteinander sprechen und abstimmen, wer was gut findet und was o.k. ist. Viele Handlungen sind demütigend und nicht konsensuell und es wird viel gezeigt, was Menschen im normalen sexuellen Miteinander gar nicht oft so machen würden: z. B. Analsex, der in Pornos viel häufiger gezeigt wird, als Menschen ihn tatsächlich selbst machen wollen. Daher ist es gut, kritisch zu sein mit dem, was in Pornos zu sehen ist. Denn wenn alle Menschen glauben würden, sie müssten immer das tun, was in Pornos möglich ist, hätten viele vielleicht schnell keine Lust mehr auf Sex, weil es sehr anstrengend wäre. Sex lebt davon, dass Menschen Lust aufeinander und miteinander haben, und dafür gibt es leider kein Drehbuch. Das ist jeden Tag anders und muss erfragt, erfühlt und miteinander besprochen werden.

➜ *Beim ersten Mal blutet es oder es tut weh.*
Die Vagina ist ein sehr elastisches und flexibles Organ. Sie besteht aus einem Muskelgewebe, das sich bei Erregung (oder auch z. B. bei einer Geburt) sehr stark weiten und wieder zusammenziehen kann. Das erste Mal muss daher nicht schmerzhaft sein, denn wenn die Vagina erregt und entspannt ist, kann sie viel weiter und weicher werden als im nicht erregten Zustand und auch einen Penis oder Finger in sich aufnehmen. Sie kann aber nicht „ausleiern", sondern jede Vagina fühlt sich einfach unterschiedlich an. So wie auch die Haut und die Muskulatur jedes Menschen verschieden ist. Die Vagina kann sich auch von Tag zu Tag oder abhängig von der jeweiligen Stimmung oder z. B. der Zyklusphase sehr unterschiedlich weit, eng oder feucht anfühlen. Wenn Sex wehtut, ist das meistens ein Zeichen dafür, dass etwas in der Situation verändert werden sollte, und es ist nichts, was eine Person so hinnehmen muss. Die meisten Frauen und Mädchen bluten bei ihrem ersten Mal nicht, denn die Vagina ist nicht von einem „Jungfernhäutchen" verschlossen, um das so viele Geschichten kreisen. Vielmehr ist der Vaginaleingang von einem weichen Schleimhautsaum umgeben, der in der Embryonalzeit eine Schutzfunktion einnimmt. Dieser Saum ist oft sehr dehnbar oder gar nicht vorhanden. Nur selten ist dieser Saum fester und kann etwas bluten, wenn er z. B. beim vaginalen Sex gedehnt wird. Niemand kann von außen sagen, welche Frau schon vaginalen Sex hatte oder nicht. Das weiß nur die Person selbst. Es gibt in vielen Gesellschaften solche Mythen über den Frauenkörper, die oft den Zweck haben, über Frauenkörper und die weibliche Sexualität zu bestimmen. In Deutschland ist das u. a. eine bestimmte Norm, wie eine Vulva und Vagina aussehen soll.

➜ *Der Mann muss die Frau beim Sex zum Orgasmus bringen.*
Viele Frauen stimulieren zusätzlich ihre Klitoris, um zum Orgasmus zu kommen. Manche mögen das Gefühl, beim Sex einen Penis in sich zu spüren. Manche eher nicht. Aber auch wenn eine Frau das sehr gern mag, kommen viele nicht alleine durch den Sex zum Orgasmus. Fast immer stimulieren Frauen dafür durch Reibung und Bewegung die Klitoris. Das ist kein Zeichen dafür, dass jemand etwas falsch macht, sondern es ist einfach so. Wie Menschen einen Orgasmus erleben und wie viel Lust sie darauf haben, kann sehr unterschiedlich sein je nach Stimmung, Partner oder Partnerin und Situation.

AB: Das erste Mal! ... Welches erste Mal?!

Aufgabe:

- Welche ersten Male siehst du auf den Bildern?
- Was glaubst du, wann ist der richtige Moment dafür?
- Was denkst du, wie sich die Menschen auf den Bildern fühlen?

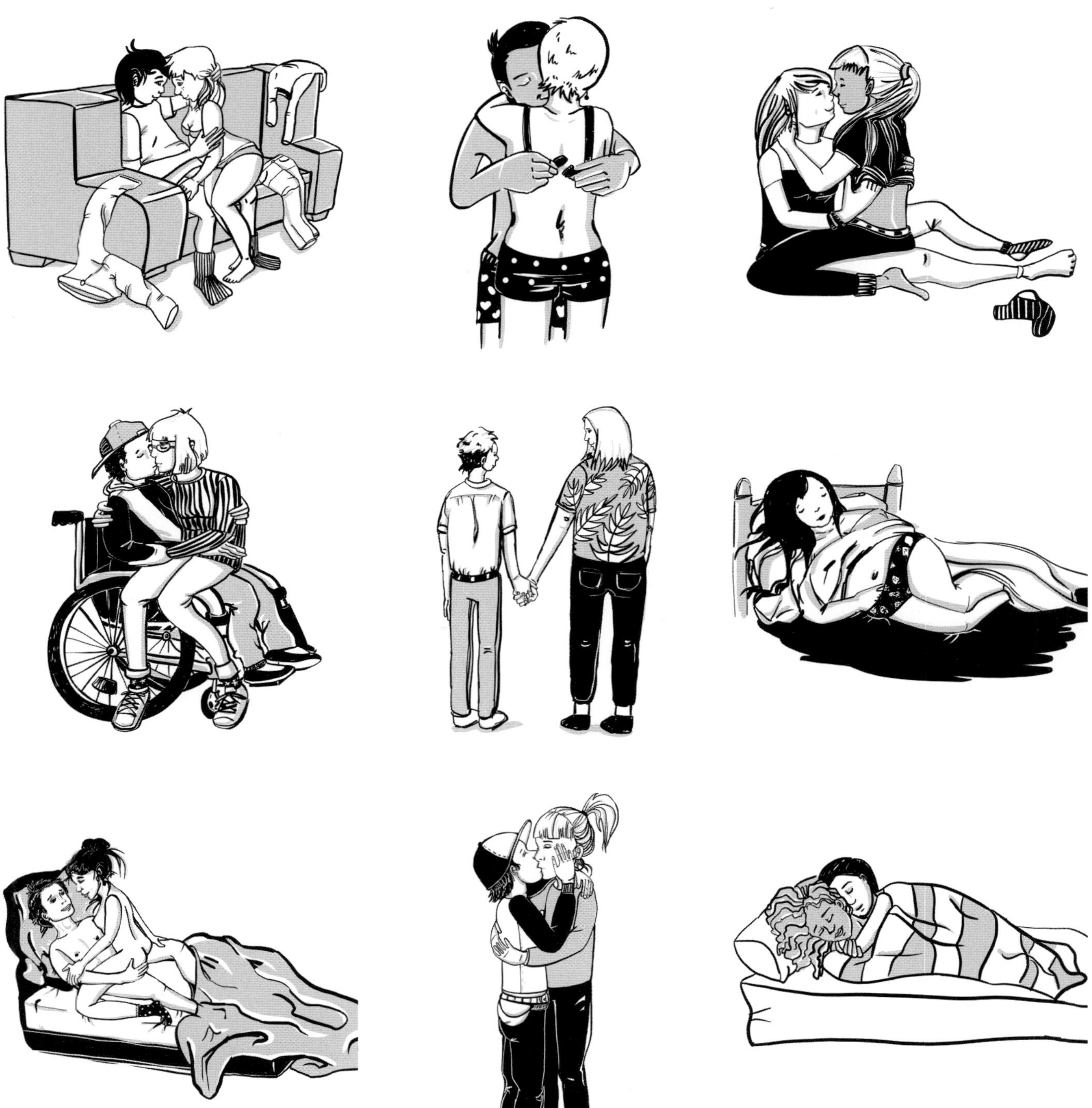

3.3.5 Beziehung! Das tägliche Leben

Hintergründe und Wissenswertes für Lehrkräfte

Ist das normal, dass Jungen nach einem Jahr mit küssen mehr wollen?
Und wenn man mehr will, wie geht das dann?
Wie geht Beziehungsgestaltung? Ist Streit in einer Beziehung gut oder schädlich?
Sollte man dann nur noch Zeit zusammen haben oder auch Zeit für sich allein?
Wie kommuniziere ich, was ich brauche und was mir nicht gefällt?
Wie gehe ich mit Ängsten und Eifersuchtsgefühlen um?
Sollte ich in einer Beziehung meinen eigenen Freundeskreis haben?
Darf sich mein Freund / meine Freundin allein mit Freunden und Freundinnen treffen?

Auch um das Thema Beziehungsführung ranken sich Mythen, verklärte Märchenszenen und Realityfernseheinflüsse. Auf der einen Seite haben die Verliebten sich gefunden und wenn sie nicht gestorben sind, dann lieben sie sich noch heute. Auf der anderen Seite existieren die merkwürdigsten gewaltsamen Umgangsweisen und Demütigungen zur Primetime. Nach Kurt Tucholsky: „Es wird nach einem happy end / im Film jewöhnlich abjeblendt."[21] Was danach kommt und wie die Beziehungsgestaltung mit allen Herausforderungen so aussehen kann, ist vor diesem Hintergrund eine berechtigte und wichtige Frage. Oft greifen wir bei ersten Beziehungserfahrungen auf gelerntes Verhalten zurück und bedienen uns der Dinge, die wir gesehen und beobachtet haben. Das kann sehr gut funktionieren. Es können aber auch problematische Lerninhalte sein, die möglicherweise gewaltvolles Handeln fördern.
Das können viele der Dinge sein, die wir so gemeinhin als „So ist das eben in Beziehungen" lernen, einerseits Geschlechterzuschreibungen oder auch gesellschaftliche Wertungen und Ideale: „Frauen können nicht übergriffig sein, sie sind zickig und wollen immer über alles reden. Männer reden nie. Und ein bisschen Eifersucht ist ganz niedlich und zeigt, dass man sich wirklich wichtig ist." Aber wo ist da das gesunde Maß?
Gerade in den ersten Beziehungserfahrungen mit großen Gefühlssensationen ist es noch sehr ungeübt, sich mit diesen Glaubenssätzen und vermittelten Normen kritisch auseinanderzusetzen oder Verhalten zu hinterfragen. Das kann dazu führen, dass Menschen sich entweder gar nicht ihres, möglicherweise gewaltvollen, Handelns bewusst sind (z. B. Handykontrolle, Kontrolle mit wem sich der/die Partner/-in treffen darf usw.) oder dass sie überhaupt Gewalt erleben oder dies als eigene Schuld einstufen: „So ist er/sie halt!" „Ich verdiene das nicht besser."
Es ist also unbedingt notwendig, mit Kindern und Jugendlichen über den Umgang miteinander und auch über Beziehungshandeln zu sprechen: Wie geht das, eine Beziehung zu führen? Wie geht es, sich darüber auszutauschen? Es geht in diesem Abschnitt nicht darum, richtig oder falsch zu definieren. Dieses Kapitel gibt Anregungen, mit Jugendlichen über Werte, Normen und Einstellungen zum Thema Beziehung ins Gespräch zu kommen, sich zu verschiedenen Standpunkten auszutauschen und Jugendliche so in ihrer Ausdrucksfähigkeit zu stärken.

[21] https://www.staff.uni-mainz.de/pommeren/Gedichte/Danach.html

In diesem Kapitel kommt der eigene „Koffer“ stark zur Geltung: Besonders in Beziehungshandlungen greifen wir auf Erfahrungen und Beobachtungen zurück. Studien[22] zeigen, dass rund zwei Drittel aller Mädchen und 60 % aller Jungen in ihren ersten Beziehungen Gewalt erleben, und zwar verbal, körperlich und sexuell. Sollten einzelne Personen Ihrer Klasse in Beziehungsstrukturen stecken, die für sie schädlich sind, kann die methodisch aufbereitete Thematisierung die Erkenntnis vermitteln: „Gewalt zu erfahren, ist nicht deine Schuld! Wenn du sie erlebst, bist du es wert, dir Hilfe zu holen! Du darfst gestalten und Grenzen setzen! Wenn du selbst Gewalt und Kontrolle ausübst, übernimm Verantwortung. Was kannst du ändern? Kannst du das ansprechen und um Entschuldigung bitten? Kann es anders gehen?“

22 vgl. Krahé, Barbara: Prävalenz und Risikofaktoren sexueller Übergriffe unter Jugendlichen. In: Landesstelle Jugendschutz Niedersachsen (Hg.): Grenzverletzungen – Sexuelle Übergriffe unter Jugendlichen. (S. 16–25) Landesstelle Jugendschutz Niedersachsen 2013 (online abrufbar unter: www.uni-potsdam.de/images/pdf/Beitrag_Buskotte)

„Beziehungskiste" oder „Beziehungspyramide" (Klasse 5–8)

Zeit: etwa 60 Minuten

Material: Zettel, Stifte, große Bögen Papier, Klebstoff

Ziel: positive Gesprächserfahrung über Einstellungen und Bedürfnisse, Förderung von Austausch, Empathie und Kommunikation

Methode: Die „Beziehungskiste" ist bestens dafür geeignet, in getrennten Gruppen Themen zu besprechen und danach in der großen Runde miteinander über die Themen Liebe, Beziehung und Werte zu sprechen. Erfahrungsgemäß kommt hier ein sehr reger Austausch zustande, der oft das Erstaunen hinterlässt, dass man zum einen über so ein Thema (in größerer Runde) offen sprechen kann und dass man zum anderen Jungen und Mädchen in vielen Punkten ganz ähnlich fühlen, ganz anders als es oft dargestellt wird. Die Methode hilft, Werte und Normen zu hinterfragen, Intimes im Gruppensetting geschützt zu besprechen und die eigene Erfahrung oder Haltung abzugleichen. Die „Beziehungskiste" und die „Jungs fragen Mädchen, Mädchen fragen Jungs"-Methode[23] ist in inhaltlicher Anpassung von Klasse 6 bis Klasse 8 geeignet und kann auf die jeweilige Altersgruppe angepasst sowie sehr gut miteinander kombiniert werden.

Schritt 1: Werte und Dinge sammeln, die für eine Beziehung wichtig sind
Hierzu sollte die Klasse in zwei Gruppen geteilt sein (Mädchen und Jungen oder alle, die sich in der Mädchengruppe/Jungengruppe wohler fühlen), die zu dieser Übung in zwei verschiedenen Räumen arbeiten. Es bietet sich an je nach Klasse, diese Übung zunächst von einer erwachsenen Person begleiten zu lassen. Nun wird den Schülerinnen und Schülern erklärt, dass diese Übung gerade beide Gruppen parallel durchführen und nachher alle wieder zusammen sein werden und sich darüber austauschen. Die genaue Art, wie der gemeinsame Austausch passiert, sollte mit den Kindern und Jugendlichen zusammen entschieden werden. Als Erstes wird nun mit den Gruppen gesammelt: Was fällt euch ein? Was sind Dinge und Werte, die für eine Beziehung wichtig sind? Was ist für eine Beziehung schädlich? Diese Dinge werden auf zwei verschiedenfarbige Moderationskarten geschrieben und auf dem Boden gesammelt (z. B. Liebe, Treue, Respekt, Zeit alleine, Zeit zu zweit, Eifersucht, Kinder haben, zusammenziehen, über alles reden, Komplimente ...).

Schritt 2: Priorisierung der gesammelten Werte und Begriffe vornehmen
Nun darf die Gruppe eine gemeinsame Pyramide bauen. Dabei kommen die Dinge in die Basis der Pyramide, die aus Sicht der Gruppe für eine Beziehung am wichtigsten sind. Je weiter oben etwas eingeordnet wird, umso weniger wichtig oder gar schädlich wird die entsprechende Karte gewertet. Hierzu kann gemalt, geklebt oder gezeichnet werden.
Manche Klassen/Gruppen möchten gern allein arbeiten ohne erwachsene Begleitung. Wichtig ist zu betonen, dass die Gruppe möglichst eine Pyramide erstellen soll, in der die Meinungen aller Teilnehmenden abgebildet sind, nicht nur die Meinung einiger weniger Personen. Es muss auch nicht zwangsläufig eine Pyramide entstehen, aber es sollte eine Priorisierung erfolgen und eine Diskussion über die einzelnen Werte und Dinge, die gesammelt wurden. Wenn beide Gruppen fertig sind, kommen alle wieder in einem Raum zusammen und erzählen sich gegenseitig, wie ihre Pyramide aussieht. Dabei sollte gemeinsam in den Gruppen entschieden werden, wer was vorstellt. Mit der ganzen Klasse sollten auch noch mal die gemeinsamen Regeln thematisiert und auf respektvolles Miteinander hingewiesen werden.

[23] vgl. Seite 48

Nach der Vorstellung der Pyramiden ist Zeit für Nachfragen und eine gemeinsame Auswertung der Übung.

Für die Auswertung:
- Über welche Dinge habt ihr länger diskutiert, wo sie in der Pyramide hinpassen?
- Wo seid ihr euch nicht einig geworden?
- Wo wart ihr euch schnell einig?
- Was überrascht euch an der anderen Pyramide?

Als Ergänzung oder direkt in Verbindung mit der „Beziehungskiste“ bietet sich die Methode „Jungs fragen Mädchen, Mädchen fragen Jungs“[24] an. Die beiden Methoden können direkt verbunden werden: Lassen Sie dazu in den getrennten Gruppen nach der Fertigstellung der „Beziehungspyramide“ Fragen an die andere Gruppe sammeln. Bevor es die gemeinsame Auswertungsrunde zu den Beziehungspyramiden gibt, bekommen beide Gruppen die Fragen der anderen und Zeit, diese zu beantworten. In der gemeinsamen großen Runde können dann beide Übungen zusammen ausgewertet werden.

[24] vgl. Seite 48

Meine Meinung, deine Meinung: Die Werteskala (ab Klasse 8)

Zeit: 30–60 Minuten

Material: Statements, ein Seil oder eine mit Krepp auf den Boden geklebter Streifen, der als Skala dient, Kärtchen auf denen „Ja“ und „Nein“ steht (oder rote/gelbe/grüne Kärtchen)

Ziel: Austausch, aktive Auseinandersetzung und Positionierung, Diskussion, Formulierung verschiedener Standpunkte

Methode: Im Raum sollte die Mitte frei sein, z. B. indem projektartig im Stuhlkreis gearbeitet wird oder ein anderer Raum für diese Übung genutzt werden kann.
Alternativ können die Schülerinnen und Schüler ihre Antwort mit Kärtchen geben, die sie in die Höhe halten und auf denen sie ihre Zustimmung in Prozent oder mit „Ja“ und „Nein“ (oder mit Rot/Gelb/Grün) angeben.

Wenn mit der Skala gearbeitet wird:
Die Skala wird in die Klasse gelegt/geklebt und an den Enden jeweils ein Kärtchen mit „Ja“ und am anderen Ende mit „Nein“ hingelegt. Die Skala dient nun dazu, dass die Jugendlichen sich zu einer Aussage positionieren, wo sie sich mit ihrer Antwort verorten. Sie können dabei 100 % „Ja“ oder 100 % „Nein“ auswählen, aber auch jede andere Prozentabstufung ist zulässig.
Nun liest die Leitung/Lehrkraft die erste Aussage vor, zu der die Jugendlichen sich positionieren dürfen. Wenn alle ihre Position gefunden haben (oder in der sitzenden Variante ihre Antwort mit Kärtchen in die Höhe gehalten haben), darf die Leitung einzelne Personen fragen: „Warum stehst du hier? Was ist deine Meinung dazu? Welche anderen Meinungen gibt es?“
Diese Methode bringt oft sehr aktive und intensive Diskussionen hervor. Es ist allerdings wie immer darauf zu achten, dass Meinungen nebeneinanderstehen dürfen und niemand für eine Haltung oder Positionierung angegriffen oder beleidigt wird.

Vorschläge für Aussagen zur Diskussion (erfahrungsgemäß reicht es, fünf Statements auszuwählen und zu diskutieren):

- Eifersucht gehört zu einer guten Beziehung dazu.
- Hinterherpfeifen ist ein Kompliment.
- Frauen, die viele Männer haben, sind Schlampen.
- Männer sollten viel Erfahrung haben in sexuellen Dingen.
- Frauen wollen Liebe, Männer wollen Sex.
- Wenn ich nicht das Handy von meinem Freund / meiner Freundin lesen darf, hat er/sie etwas zu verbergen.
- Selbstbefriedigung in einer Beziehung ist wie fremdgehen.
- In einer Beziehung gehört Streit dazu.
- In einer Beziehung sollten beide auch mal Zeit für sich haben und sich mit Freundinnen und Freunden treffen.
- Wenn eine Person ihrem Freund / ihrer Freundin Nacktbilder schickt, ist sie auch selbst daran schuld, wenn die Bilder weitergeleitet werden.
- ...

Mögliche Fragen zur Auswertung:
- Wie war das für euch?
- Was hat euch überrascht?
- Über welche Aussage müsst ihr noch nachdenken?

Anmerkungen zur Auswertung:
Bei sehr stark ambivalenten oder sehr vehementen Haltungen (z. B.: „Wenn jemand so dumm ist, ein Bild zu verschicken, muss derjenige auch damit rechnen, das so was passiert.") kann die Haltung vorerst stehen gelassen werden. Es bietet sich dann allerdings an, eine Gegenposition in den Raum zu geben. In diesem Fall z. B.: „Wenn eine Person das im Vertrauen tut, könnte man ja auch fragen, was den Freund / die Freundin dazu veranlasst, die Bilder weiterzuleiten? Bilder weiterleiten ist rechtlich gesehen nicht ohne Grund eine Straftat. Wie seht ihr das?"
So können auch andere in ihrer Position gestärkt und außerdem Jugendliche dazu aufgefordert werden, Verantwortung für ihr eigenes Handeln zu übernehmen: „Ein Bild weiterzuleiten, ist ein bewusster Akt. Du entscheidest dich bewusst dazu, das zu tun und damit einer anderen Person eventuell das Leben sehr viel schwerer zu machen."

Das Thema „Hinterherpfeifen als Kompliment" wird ebenfalls oft sehr kontrovers diskutiert. Dabei gibt es häufig die Positionen zwischen „Ich meine es doch aber als Kompliment!" und „Ich fühle mich gesehen und finde es gut, wenn mir jemand hinterherpfeift!" bis hin zu „Für mich ist das sehr unangenehm, weil mein Körper kommentiert wird, ohne dass ich etwas dagegen tun kann". Daran schließt sich oft die Diskussion an: „Wie kann ich denn eine Person ansprechen, ohne dass es unangenehm oder übergriffig wird?" Diese Frage kann gut mit der Klasse besprochen werden. Grundsätzlich sollte gelten: Was als übergriffig empfunden wird, kann immer nur die Person beurteilen, die das so empfindet. Das ist kein Zeichen von Überempfindlichkeit, sondern sollte respektiert werden, auch wenn es ungewohnt ist oder das eigene Verhalten infrage stellt.

Weiterführende Literatur

Mit Kindern und Jugendlichen über Sexualität und Familie sprechen:
- von der Gathen, Katharina: Klär mich auf! Klett Kinderbuchverlag 2014
- von der Gathen, Katharina: Das Liebesleben der Tiere. Klett Kinderbuchverlag 2017
- Henning, Ann-Marlene: Make-Love. Ein Aufklärungsbuch. Rogner & Bernhard 2012
- Maxeiner, Alexandra: Alles Familie! Vom Kind der neuen Freundin, vom Bruder von Papas
- früherer Frau und anderen Verwandten. Klett Kinderbuchverlag 2010

Wo kommst du her, Schwangerschaft und Geburt:
- Silverberg, Cory: Wie entsteht ein Baby? Mabuse-Verlag 2020
- Franke, Tara Regine: Der aufrechte Gebäratlas. Elwin Staude Verlag 2007
- Härdin, Sonja: Wo kommst du her? Loewe 2002
- https://www.youtube.com/watch?v=3UlMJe1WPzk
  Was passiert bei einer Geburt? Ein Video zur Erklärung des Geburtsvorgangs mit Luftballon

Pubertät, Körper und Diversität von Körpern
- Caspers, Ralph; Henning, Christine: Du bist kein Werwolf. Eine Gebrauchsanweisung für die Pubertät. Rowohlt Taschenbuchverlag 2011
- Helms, Antje; von Holleben Jan: Kriegen das eigentlich alle? Die besten Antworten zum Erwachsenwerden. Gabriel Verlag 2013
- Sanders, Jessica: Love your Body. Frances Lincoln Publishers Ltd. 2020
- Dr. med. Raith-Paula, Elisabeth: Was ist los in meinem Körper: Alles über Zyklus, Tage, Fruchtbarkeit. Pattloch 2008

Wissen und Hintergründe zum Thema Geschlechtsorgane
- Strömquist, Liv: Der Ursprung der Welt. Avant Verlag 2017
- Sanyal, Mithu M.: Vulva: Die Enthüllung des „unsichtbaren Geschlechts“. Wagenbach 2009
- Läuger, Louie: Da unten. Über Vulven und Sexualität. Ein Aufklärungscomic. Unrast-Verlag 2019
- Broschüre zu Mythen rund um den Mythos „Jungfernhäutchen“: https://holla-ev.de/broschuere/
- Bilder zu verschiedenen Vulven und Penissen: https://www.bravo.de/dr-sommer/die-neue-vulva-galerie-274145.html

Sexualität, Erstes Mal
- Methode: Was ist Sex? Die Körperampel umfangreich erklärt: trase-Project: Was ist Sex? https://www.traseproject.com/tools-de
- Wie geht Konsens und konsensueller, einvernehmlicher Sex? Das wird hier erklärt am Modell des Wheel of consent: https://vielfaeltig-lieben.de/wheel-of-consent/ (im Original von Betty Martin: https://bettymartin.org/videos/)

Sexualität und Medien
- Material der Initiative „klicksafe“: Let's talk about Porno. Franz und Neumeyer 2011. Broschüre mit vielen Hintergrundinformationen zum Thema und praktischen Methoden zur Anwendung für Schule und Jugendarbeit. Bestellbar auf www.klicksafe.de. Dort finden sich auch Broschüren zum Umgang mit Medien, die an Jugendliche ausgegeben werden können.

Sexuelle und geschlechtliche Vielfalt
- Orghandl, Franz; Strozyk,Theresa: Der Katze ist es ganz egal. Klett Kinderbuchverlag 2020
- Rosen, Ursula: Jil ist anders. Ein Kinderbuch zu Intergeschlechtlichkeit. Salmo-Verlag 2018

- Jugendnetzwerk: lambda Bayern e. V.: Akzeptrans*-Arbeitshilfe für den Umgang mit Transsexuellen Schüler_innen (online abrufbar: https://christin.vdge.org/2017/06/broschuere-akzeptrans-in-der-2-auflage-vom-01-01-2015/)
- Hintergründe zum Thema Geschlechtsentwicklung: https://www.transx.at/Pub/Geschlechtsentwick lung.php#Bestimmung
- Dokumentation zum Thema Geschlechter, Geschlechtsentwicklung und Intergeschlechtlichkeit: https://www1.wdr.de/mediathek/video/sendungen/quarks-und-co/video-junge-oder-maedchen-warum-es-mehr-als-zwei-geschlechter-gibt--100.html
- Glossar zum Thema geschlechtliche und sexuelle Vielfalt: www.genderdiversitylehre.fu-berlin.de › content › pdf und https://queerhistory.de/unterricht/

Sexualität und Gesellschaft

- Illouz, Eva: Warum Liebe weh tut: Eine soziologische Erklärung. Suhrkamp 2011
- Zum Einwilligungsgesetz in Schweden („Ja heißt Ja"): https://www.faz.net/aktuell/politik/ausland/schwedisches-sexualstrafrecht-nur-ein-ja-heisst-ja-15603764.html

Sexualisierte Gewalt und Übergriffe – Prävention, Material und Hintergründe

- Vielfältige Materialien zum Umgang mit Gefühlen und Grenzen des Selbstlaut e. V.: Ganz schön intim. Sexualerziehung für 6- bis 12-Jährige. (online abrufbar: https://selbstlaut.org/publikationen-und-materialien/)
- Freund, Uli; Riedel-Breitenstein, Dagmar: Sexuelle Übergriffe unter Kindern: Handbuch zur Prävention und Intervention. Mebes & Noack 2006
- Mebes, Marion: Kein Küsschen auf Kommando. Mebes & Noack 1992
- Umfangreiche und kompakte Broschüren zu kindlicher Sexualität zwischen angemessen und übergriffig des Strohhalm e. V. (online beziehbar unter: https://www.strohhalm-ev.de/strohhalm/publikationen)
- B. Blättner, K. Liepe, K. Schultes, L. Hehl, P. Brzank: Grenzüberschreitendes Verhalten und Gewalt in Liebesbeziehungen unter Jugendlichen: Prävalenz und Lebensqualität unter Hessischen Schülerinnen und Schülern
- Interaktive Internetseite zu Einstellungen zu Gewalt und Beziehung: https://was-geht-bei-euch.de/
- Infos zu Rechtlichem rund um das Thema „Jugendsexualität": https://www.jugendschutz-nieder sachsen.de/aids-sex/
- https://www.jugendschutz-niedersachsen.de/gewalt/ – Infos und Materialien zum Thema Gewalt und methodische Anregungen (u. a.: Grenzgebiete – Sexuelle Übergriffe unter Jugendlichen. Eine Arbeitshilfe für Jugendarbeit, Jugendhilfe und Schule, LJS 2017)

Sexuelle Bildung interkulturell

- Renz, Meral: Sexualpädagogik mit interkulturellen Gruppen. Verlag an der Ruhr 2017

Materialien für die sexualpädagogische Arbeit mit Gruppen und Klassen

- Kostenlose Probepackungen mit Binden und Tampons für Schulklassen bestellbar unter: www.auf klaerungsstunde.de
- Sehr anschauliche und gut einsetzbare Aufklärungskissen verschiedener Körperteile, auch Penis, Vulva, Gebärmutter usw. zu bestellen bei www.paomi.de

Stellen, die außerschulische Angebote zu Sexueller Bildung bereitstellen und oft auch kostenlos angefragt werden können:

- Schwangerenberatungsstellen der Städte und Kommunen
- Gesundheitsämter
- Vereine für sexuelle und geschlechtliche Vielfalt
- freie Sexualpädagoginnen und Sexualpädagogen